安全で効果的な腹水治療

KM-CART® を活用した大量腹水ドレナージ

著 松﨑圭祐 要町病院腹水治療センター センター長

謹 告

本書に記載されている事項に関しては，発行時点における最新の情報に基づき，正確を期するよう，著者・出版社は最善の努力を払っております。しかし，医学・医療は日進月歩であり，記載された内容が正確かつ完全であると保証するものではありません。したがって，実際，診断・治療等を行うにあたっては，読者ご自身で細心の注意を払われるようお願いいたします。

本書に記載されている事項が，その後の医学・医療の進歩により本書発行後に変更された場合，その診断法・治療法・医薬品・検査法・疾患への適応等による不測の事故に対して，著者ならびに出版社は，その責を負いかねますのでご了承下さい。

目次

1章 腹水の基本知識	1
2章 腹水治療の歴史	3
3章 従来型CARTシステムの問題点	8
4章 改良型CART：KM-CART®（システム＆技術）の誕生	12
5章 KM-CART®の実際	19
6章 癌患者へのKM-CART®	66
7章 肝硬変患者へのKM-CART®	85
8章 その他疾患（心・腎不全，ネフローゼ症候群など）への KM-CART®	97
9章 在宅でのCARTの現状	101
10章 今後のCARTの展開	103
11章 巻末資料	117
12章 参考文献	123
索引	126

序文

　肝硬変や癌の進行期に伴う大量腹水は腹部膨満感や，呼吸苦などの強い苦痛症状を伴うため，治療の中止につながり，患者の生きる希望を奪ってしまう。"腹水は抜いてもすぐ溜まる，抜くと弱る！"がいまの医療界の常識で，これまで積極的に腹水に対する治療が行われてこなかったために大量の腹水で苦しみながら旅立っていく患者が多数存在するのが現状である（図）。

　日本では，1981年に日本独自の難治性腹水治療法として腹水濾過濃縮再静注法（Cell-free and concentrated Ascites Reinfusion Therapy；CART）が保険承認されたが，臨床医には"CARTは効果に乏しい上に副作用が強い"と認識されており，普及していない。

　そんななか，筆者は2008年に，心臓外科医時代の人工心肺ならびに濾過膜の研究と病理医・消化器外科医時代の癌治療・研究の経験を活かし，大量の癌性腹水も

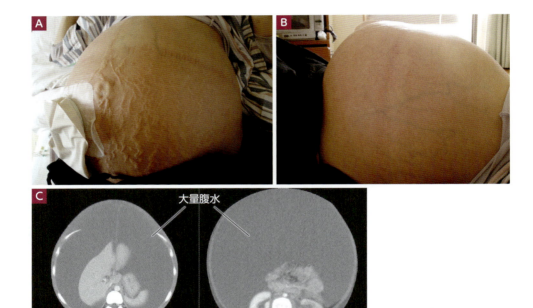

図　胃癌（20歳代，女性）

A：腹部正面像，B：腹部側面像，C：腹部CT
担当医師から「抜いたら弱る！」と言われ，我慢に我慢を重ねた結果，プレショック状態で緊急入院となった。このような悲劇が起こりうるのが医療の現状である。

安全かつ迅速に処理可能な改良型の腹水治療システム〔KM（Keisuke Matsusaki）-CART®システム〕と，安全な大量腹水ドレナージを可能にした循環管理術（KM-CART®技術）を考案した。そして2011年，"腹水は抜くと弱る"という世界の医療常識を変えるために，腹水治療を専門で行う世界初の「腹水治療センター」を東京・要町病院に立ち上げた。

以来，2009年に立ち上げたCART研究会（2024年，日本CART研究会に名称変更）の臨床研修会や学会発表，講演会などでKM-CART®による積極的腹水治療の必要性と有効性を発信してきたが，志を同じくする多くの医療者に恵まれて全量ドレナージ＋KM-CART®の輪が徐々に広がってきている。現在，要町病院腹水治療センターには腹水で苦しむ多くの患者が全国から来院しており，腹水治療専任医として看護師，臨床工学技士と協力して個々の患者の病態，腹水性状に応じたオーダーメイドの腹水治療をこれまで11,000例以上に対し，一度に最大40.1Lをドレナージして安全かつ効果的に施行している。

CARTは患者の要望の高まりに伴い多くの施設（全国約2,000施設）で行われるようになってきているものの，医師も含めてCARTに携わる医療者に対する基本的な教育がなされておらず，臨床工学技士が装置の操作方法のみ教えられて画一的な腹水処理が行われているのが現状である。"CARTは効果に乏しい上に副作用が強い"と臨床医が認識し，患者に勧めるべき治療ではないとされている最大の理由である。

本書では，筆者のこれまでの様々な治療経験から"安全で効果的なCART"，"患者に喜んでもらえるCART"の実践に必要なポンプや膜の特性などのCARTの基本知識，術前診察・検査から腹水ドレナージ，濾過濃縮，点滴静注，退院時指導までの知識と技術に私が日頃気をつけているちょっとしたコツを加えてわかりやすく解説した。本書が医療者ならびに医療関係者がCARTを学ぶ一助になり，筆者の夢である腹水で苦しむ患者"腹水難民"がいなくなる世界の実現につながれば幸いである。

2024年12月

日本CART研究会 事務局長／要町病院腹水治療センター センター長

松﨑圭祐

腹水の基本知識

健康な人でも50mL前後の腹水貯留があり，それが腸管運動やリンパ球，マクロファージ等の移動を容易にしている。健康時の腹水は産生と吸収のバランスがとれているため一定量に保たれているが，門脈圧亢進や癌性腹膜炎などにより産生の亢進や吸収の減少が生じると腹水が増量してくる。

1 腹水の原因

腹水が増える原因疾患としては癌性と非癌性があり，当センターのCART症例では約60%が癌性腹水である。

癌性腹水は，癌（膵癌，卵巣癌，胃癌，大腸癌など）の腹腔内浸潤や転移による癌性腹膜炎と肝転移，門脈への直接浸潤や肝門部・腸間膜リンパ節への転移による門脈系の静脈圧亢進が原因で生じる。

非癌性腹水の原因としては肝硬変，うっ血性心不全，腎不全，低栄養，ネフローゼ症候群，細菌性腹膜炎などがあるが，大部分が非代償性肝硬変による門脈圧亢進に伴う腹水で，20L以上の大量腹水になることも多い。

2 腹水の治療

腹水治療の基本は，水分・塩分制限と利尿薬である。2013年にトルバプタン（サムスカ®）が肝硬変における体液貯留で保険承認されて肝性腹水治療は一変したが，大量腹水に対しては効果が乏しい上に，癌性腹水には保

険適用がなく使用できない。

そのため大量腹水で腹部膨満感が増強した場合には腹水穿刺による腹水ドレナージが必要になる。

癌や肝硬変で大量の腹水が貯留すると治療が中止されて在宅移行となることが多く，在宅での腹水穿刺を含めた腹水治療が重要になってくる。今後，在宅診療医にはCARTの適応を含めた腹水治療の知識ならびに腹水穿刺の技術が必要となる。

腹水治療の歴史

腹水治療の始まりは，17世紀初期に現在と同じように腹腔を穿刺することで腹水を除去した記載が認められる。1744年には英国のStephen Halesが腹水症の治療目的で赤ワインを用いた持続的腹腔内洗浄法を実施するも，赤ワインにより腹腔内は線維化を起こして癒着し，腹腔はほぼ閉塞したと報告している。このように，数百年前から腹水患者の苦痛に対して治療が試みられていたのである。

腹水の一般的な治療法は，現在でも腹水のドレナージ＋破棄であるが，繰り返し施行することで全身・栄養状態の悪化を生じてさらに腹水が溜まりやすくなるという悪循環を生じるため，医療者からも「患者に積極的に勧めるべき治療」とは考えられていない。

近年の積極的な腹水治療として，海外で行われ日本にも導入されている方法に腹腔静脈シャント術（デンバーシャント）があるが，播種性血管内凝固症候群（disseminated intravascular coagulation；DIC），心不全などの危険な合併症発症に加えて，癌細胞を全身に散布してしまう場合がある。手技も簡単ではなく，チューブ閉塞を起こしやすいためにごく一部の施設で行われているのみで一般には普及していない。日本における施行数は1,000例/年をピークに毎年減少しており，最近では500例/年前後で推移している。

1 腹水の再利用

腹水が自己蛋白を含んでいることから，腹水を再利用しようとする試みは古くから行われていた。1939年Davisらは，ショック治療時の輸液剤として腹水を治療に用いたことを報告した。その後，肝硬変症で穿刺採取

した腹水をそのまま再静注することが臨床で応用されている。1958年Aldercreutsは，人工腎臓の透析装置を用いて濃縮した腹水を腹腔内に再投与して一時的効果を認めたことを報告し，1961年Brittonらは，Kolff型人工腎臓を用いて限外濃縮腹水を再静注し，急速腹水制圧法として報告している。

同時期，日本でも腹水を濾過濃縮して再利用する試みが行われていた。1962年には，高分子（Carbowax™：ポリエチレングリコール）で吸水した濃縮腹水の腹水犬への再静注が報告され，体重・腹囲の低下や循環血漿量の増加が認められた。また，腹水犬への腹腔静脈シャントにより，腹水静注の可能性も検討された（図1）。また，1976年には腹水濾過器・濃縮器にポンプなどを付与した「腹水処理装置」を用いて臨床検討を実施し，有

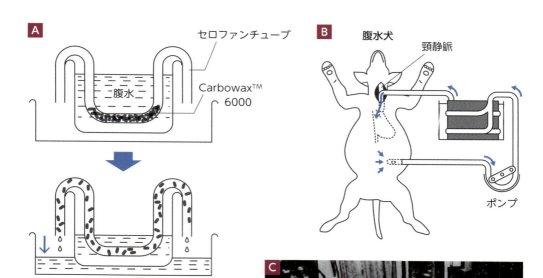

図1 腹水犬による濃縮腹水の再静注

A：濃縮腹水の作成。腹水：Carbowax≒1：10で12〜18時間透析し濃縮する。煮沸消毒したセロファン中の吸水性高分子により腹水蛋白は2〜3倍になり，腹水が1/2〜1/3に濃縮される。
B：腹水濃縮装置。腹腔静脈シャントにより腹水を静脈に投与する。
C：実際の写真。濃縮腹水の再静注により，腹水の改善や血漿蛋白の増加が認められた。

（杉浦光雄，他：腹水治療の実験的研究．肝臓．1963;4(4):257-62より引用）

用性が確認された（図2）。

1980年にCARTが日本独自の癌性腹水治療として外科医・山崎善弥先生（日本CART研究会名誉顧問，図3）らによって開発（図4）され，1981年に手術として（保険コード：K635）保険承認されているが，癌細胞や血球，粘液など膜閉塞成分を多く含む癌性腹水には適用できないとされ，1990年代には癌治療の現場から消えている。以後は3L前後の少量の肝性腹水に対して一部の施設で細々と施行されてきただけで，CARTは効果のある癌性腹水治療として医療現場で認識されていない。したがって，CARTという言葉は知っていても腹水ドレナージから濾過濃縮処理，点滴静注までの一連の治療過程を実際に体験し，理解している医療者はほとんどいないのが医療界の状況である。

以上より，腹水が溜まれば少量ドレナージが一般的であり，日本緩和医療学会編集の『がん患者の消化器症状の緩和に関するガイドライン 2017年版』では，1～3Lであれば安全にドレナージ可能，頻回にドレナージする必要がある場合にはドレナージ用のカテーテルを留置することを推奨している。しかしながら，10L以上の大量腹水の患者においては，3L前後の少量ドレナージでは2～3日後に元に戻ってしまい，腹部膨満感の緩和には

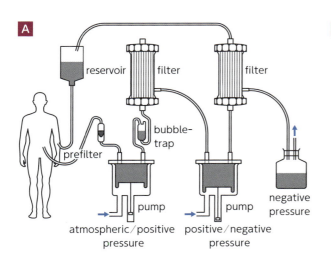
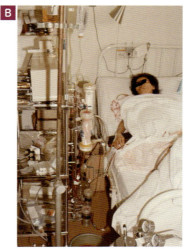

図2 腹水濾過濃縮の臨床応用

A：腹水濾過濃縮装置のフロー図
B：腹水濾過濃縮装置の臨床応用
(山崎善弥：中空繊維（Hollow Fiber）の医学的応用：主として除菌面について：Ⅱ．臨床的検討．医科器械学．1976;46(3):141-50より引用)

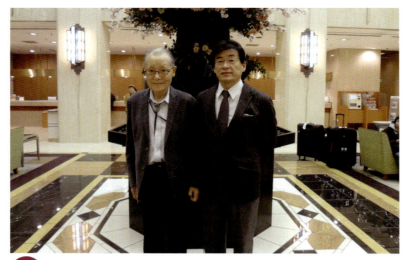

図3 CART 開発者，日本CART研究会名誉顧問 山崎善弥先生
（元 東京共済病院外科）

2015年1月26日　池袋にて

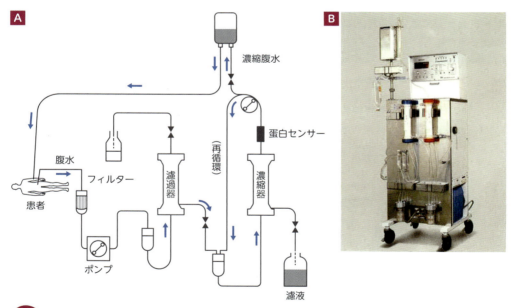

図4 自動化腹水処理装置の開発—腹水治療システムの実用化—

A：蛋白センサーには屈折計の原理を応用し，連続的に自動測定することで腹水の濾過濃縮度を制御する。
B：Autoascit® 専用装置

1980年，蛋白濃度センサーを追加した自動化腹水処理装置が開発され，「Autoascit®（オートアサイト）」として製品化された。1981年，難治性腹水に対する手術として保険適用（K635）となった。

（市川公夫，他：自動化腹水処理装置の研究．人工臓器．1980;9(2):448-51 より引用）

つながりにくい。さらに，2〜3Lのドレナージでは効果に乏しいだけでなく，穿刺部から大量の腹水が漏れ出るために患者の生活の質（quality of life；QOL）を著しく低下させる。また，いくら少量と言えども頻回なドレナージは患者の栄養状態を悪化させて低アルブミン血症を引き起こし，さらに腹水が溜まりやすくなり全身浮腫も増悪するという悪循環に陥るため，積極的に腹水ドレナージを行わない，と多くの医療者は基本的に考えている。したがって，大量の腹水で苦しむ患者は我慢を強いられ，多くの"腹水難民"が生み出されているのである。

腹腔静脈シャント（peritoneovenous shunt；PVS）とは

- 腹腔静脈シャントは当初，水頭症用ホルター弁を転用した治療として1962年に発案された。その後，腹水圧の増減により機械的に開閉する可動式シリコン弁を有するPVS専用のLeVeen™シャントが1974年に考案されたが，普及しなかった。
- デンバーシャントが1990年に考案され，普及とともに「PVS＝デンバーシャント」の図式が完成した。
- 腹水をそのまま上大静脈から体循環に戻すため，急激な循環動態の変化に起因する心不全，癌細胞や粘液などに起因するDICなどの重篤な合併症への対策が必須であることや癌細胞を全身に散布することなどにより，一部の施設で主に肝性腹水に対する症状緩和を目的として施行されているのが現状である。

3

従来型CARTシステムの問題点

CARTは，1981年に手術（筆者としては，CARTは外科手術であり，腹水濾過濃縮再静注**法→術**に改定すべきと考えている）　として保険承認（K635）されて今日まで継続されている。2018年4月の診療報酬改定で技術料が4,990点に上がり，　材料費も含めて1回の治療が11,400点（114,000円）で，2週間に一度の施行が認められている。

1 従来型CARTの歴史

CARTは，腹水ドレナージによる即効性の症状緩和効果があり，腹水中の癌細胞や細菌など有害成分を除去するとともに，身体に有益なアルブミン，グロブリンの回収・再静注により栄養状態を回復しつつ腹水大量ドレナージの合併症である急性腎不全やショック，低蛋白血症などを解消するもので，きわめて理にかなった治療と言える。しかしながら，腹水の濾過濃縮処理法の理にはかなっていなかったため，発熱などの副作用や少ない処理量，煩雑な操作などから細胞成分や粘液の多い癌性腹水には適応できないとされて，1990年頃には癌治療の臨床現場から消えている（☞ **2章**参照）。その後は，膜閉塞を起こす癌細胞や粘液などを含まない肝硬変に伴う肝性腹水（3L前後の少量の場合）に施行されてきたが，もともと肝性腹水は含まれている蛋白濃度が低いうえに少量の腹水では回収蛋白量も少なく，当然のことながら医療効果に乏しい。したがって，CARTは肝性腹水においても"効果に乏しい治療"と認識されて普及せず，一部の施設で細々と施行されてきた。

2 CARTの基本システム

CARTの基本システムは，まず腹水濾過膜にて腹水中の癌細胞，血球，細菌などの細胞成分を分離除去したあとに，腹水濃縮膜で余分な水分，電解質を除去し，総量が約1/10～1/20前後のアルブミン，グロブリンの濃縮液を作製して静脈内に点滴する（図1）。

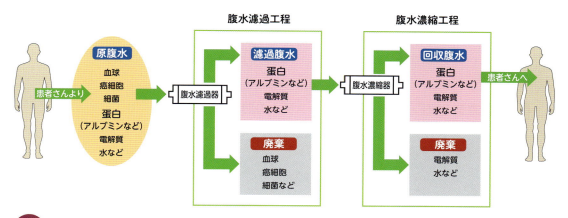

図1 腹水濾過濃縮再静注術（CART）システムの概要

添付文書におけるCARTの適応は，水分・塩分摂取制限，利尿薬などで改善しない難治性腹水症で，禁忌は膿汁を混じた感染性腹水や腹水中に多量のエンドトキシンが検出された症例である。また，腹水中のビリルビンも濾過濃縮されるため，血中ビリルビン値が5mg/dL以上の場合には慎重適応とされて医師の判断に任されている。

1 腹水処理における問題点

CARTシステムは1981年に難治性腹水治療法として保険承認されているが，血液透析の技術で考案されたため腹水処理においては理にかなっていない点があった（図2）。

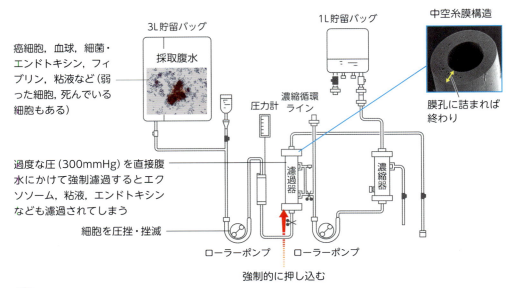

図2 従来型（内圧・陽圧式）CARTシステムの問題点

1977年，癌性腹水治療法として外科医により開発された。1981年に保険承認され，基本的には同じものが30年以上使用されている（変更は膜素材のみ）。

① 処理に時間がかかる

高価な圧センサー付きポンプ装置と操作に熟練した医師や臨床工学技士を必要とし，回路・操作が複雑で処理に時間がかかる。癌性腹水では通常3Lの処理に2時間前後を要する。

② 膜の閉塞

内圧濾過方式では，ストロー状の濾過膜の入口に血液や粘液などが詰まるとその膜がすべて使えなくなる。また，細胞や粘液成分の多い癌性腹水では2L前後で濾過膜の膜孔が閉塞し，それ以上の腹水を処理できない。特に粘液の多い卵巣癌症例では1L前後で濾過膜閉塞による処理が限界になることもあり，CARTの慎重適応となっている。

③ 過度な圧がかかる

ポンプを使った定速濾過方式（変圧濾過方式）では膜の閉塞状況を無視した強制濾過になり，膜閉塞に伴って濾過圧が徐々に上昇してくる。何とか腹水処理を継続しようと無理にポンプで押し込んで濾過を行うと，高い濾過圧で腹水中の癌細胞を挫滅して濾過濃縮するだけでなく，白血球に過度

な機械的ストレスが加わりインターロイキンなど炎症物質の増加による高熱が必発である。さらに，溶血による遊離ヘモグロビンや粘液，エンドトキシンなどの本来濾過してはならない成分も強制的に濾過濃縮してしまい，副作用の原因となる。

これらの問題点により，1980年代後半には癌性腹水には適応できないと判定され，施行されなくなった。以後は前述のように少量の肝性腹水に対して細々と施行されており，現在CARTが臨床現場で認知されていない最大の理由となっている。

2 医療関係者における理解不足

患者の治療を担当している外科医や婦人科医，消化器内科医などの多くは膜やポンプの教育を受ける機会がなく，CARTの仕組みが理解できていない。その上，主に腹水の濾過濃縮処理を担っている臨床工学技士も回路の組み立てや装置の操作を学ぶのみで，安全で効果的なCARTの施行に必要な基本的知識を学ぶ機会がなく，勤務先の現場で教わる操作法で処理可能な腹水に対してのみ腹水処理を行っているのが現状である。

したがって，メーカーも膜素材を変更するのみで有効な改良を加えることはなく，現在まで同様の濾過濃縮処理が継続されている。

従来型CARTのまとめ

- 外科医が開発した日本独自の腹水治療手術（保険承認：K635）。
- 内圧式／外圧式，落差式／ポンプ式，陽圧式／陰圧式など，各施設で回路，処理方法が異なる状況が持続しており，医療者がCARTに関する適切な教育を受ける機会がなく，正しい知識の理解に乏しい。
- 臨床効果に乏しいCARTが継続施行されているため臨床現場では評価されていない。医療者の多くは，CARTを"副作用が強く，効果に乏しい治療"として認識しているため積極的に患者に勧めることがない。

4 改良型CART：KM-CART® (システム&技術) の誕生

筆者は心臓外科医時代の人工心肺装置ならびに濾過膜の研究（図1）と体外循環の経験，病理医，消化器外科医時代の癌研究や癌治療の経験を活かして，大量の癌性腹水が短時間で処理可能で，装置・操作ともにより簡便なKM-CART®システムを2008年に考案し，安全な全量ドレナージのための全身循環管理術（KM-CART®技術）を確立した。KM-CART®システムとKM-CART®技術，さらにはKM-CART®システムから回収された多数の癌細胞の創薬・研究への活用も併せてKM-CART®と総称している。

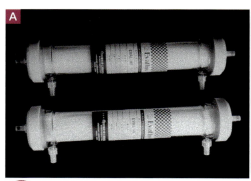
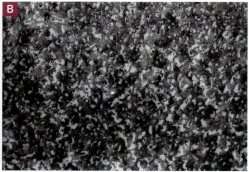

図1 濾過膜（EVAL膜）
A：濾過膜（EVAL膜），B：EVAL膜のTEM所見（世界初の撮影であった）
TEM：透過電子顕微鏡（×40,000）

1 システム開発への道

当時の心臓手術で使用される人工肺（血液酸素化装置）は現在の膜型では

なく，金魚水槽の酸素化と同じく酸素の泡を血液中にぶくぶくとさせる気泡型であった。長時間の手術になると，この気泡による溶血の結果生じる遊離ヘモグロビンによって腎障害が起こり，長時間体外循環における大きな問題となっていた。当時，クラレメディカル株式会社が，膜孔径の異なる3種類の濾過膜であるethylene vinyl alcohol copolymer（EVAL）膜を開発していた。

心臓外科医時代の筆者に与えられた研究課題"濾過膜による体外循環の制御"は，この膜を応用して身体に害になる遊離ヘモグロビンを選択的に除去し，身体に必要な蛋白であるアルブミンを回収するというものであった。さっそく図書館に行って遊離ヘモグロビンとアルブミンについて調べたところ，分子量は遊離ヘモグロビン6.5万，アルブミン6.8万とほぼ同じであるが，形態は遊離ヘモグロビンが55Åの球形，アルブミンが120×35Åの楕円形であった。このわずかな形状の違いに着目し，80Åの孔径を持つEVAL膜1A，100Åの孔径を持つEVAL膜2Aを選択して，そこに適切な濾過圧をかけたときに最大の分離能が得られるよう濾過圧を100mmHg，200mmHg，300mmHgに変化させて検討した。これは，筆者が学生時代に所属していた写真部で得た経験〔白黒写真のプリントにおいて，わずかな濃淡の差しかないネガフィルムから光の強さと時間を調節（同じ10の光量でも強さを10から1に，時間を1から10に）することで，濃淡のはっきりしたコントラストのある写真に焼き付ける技術〕がヒントになった。

この研究成果は，ドイツで開催された国際人工臓器学会で発表し，海外の医師から早く商品化するようにと声をかけて頂いた。しかしその後，商品化の一歩手前で，遊離ヘモグロビンと結合して無毒化するハプトグロビンが商品化・発売されたために，この膜装置の開発は臨床的意味を失い中止となった。

しかしながら，このときに得た膜や濾過圧に関する知識，企業との共同研究の経験がKM-CART®開発に大きく貢献している。2年間の病理学教室での研鑽で習得した電子顕微鏡の技術が，世界初の濾過膜の透過型電子顕微鏡写真撮影成功による膜内部構造の解明につながっただけでなく，KM-CART®考案において，癌細胞や粘液などを含む腹水に対して膜の特性を最大限に生かす技術の基本になっている。また，手術症例や腹水標本を顕微鏡にて自らの目で確認する習慣がつき，腹水に含まれる癌細胞やリンパ球などをイメージできたことが従来型濾過処理システムの欠点の根本的改良につながった。

2 システムの特徴

KM-CART®開発における筆者のポリシーを**表1**に示す。
副作用の軽減のためには癌細胞，白血球，粘液などを含む腹水にできるだけ機械的ストレスをかけないこと，処理速度と処理量の向上のためには膜を効率的に活用し，迅速に濾過膜閉塞を回復させること，普及促進のためには高価な専用装置が不要で，どの医療施設にもある汎用品の活用が可能であること，回路・操作が簡便であり医療者が容易に操作技術を習得できることなどをポイントとして改良を加えた。このシステムの改良に伴って，腹水ドレナージ法の変更も必要になった（**表2**）。

表1 KM-CART®システム開発（2008年）のポリシー

ポリシー	具体策	ポイント
1. 副作用の軽減	• 内圧・陽圧濾過方式を外圧・陰圧濾過方式に変更	• 癌細胞，白血球を含む腹水に直接機械的ストレスを与えない
2. 処理速度・処理量の向上	• 定速濾過方式を定圧濾過方式に変更 • 濾過膜逆洗浄機能の追加	• 大量腹水が安全にドレナージ可能 • 膜の効率的活用 • 濾過膜閉塞の回復
3. KM-CART®の普及促進	• 複雑な手技と高価な専用装置をシンプルな回路・操作と汎用品の活用に変更	• 医療者が容易に操作技術を習得できる

安全な全量ドレナージから点滴静注までの循環管理技術＋回収癌細胞・リンパ球の活用により，ポリシー1〜3の機能を兼ね備えたのがKM-CART®システムである。

表2 KM-CART®の技術とシステム開発におけるポイント

	従来型	改良型
腹水ドレナージ	①腹水はゆっくり抜く（1L／時） ②腹水を抜くのは3Lまで	①速く抜く（最大10L／時） ②腹水は全量抜く（最大40.1L）
濾過濃縮手技	①内圧（内腔→外腔）濾過 ②ポンプによる強制・陽圧濾過 ③圧センサー付きの高価なポンプ装置	①外圧（外腔→内腔）濾過 ②吸引装置による定圧・陰圧濾過 ③汎用の吸引器と輸液ポンプなど

KM-CART®は，従来の医療の常識とはまったく真逆の発想である。

1 改良点

KM-CART®システム(図2)における主な改良点は以下の3点である。

1) 一次膜である濾過膜を内圧濾過方式(中空糸の内側から外側に腹水を濾過：透析膜と同じ方式)から外圧濾過方式(中空糸の外側から内側に腹水を濾過)に変更(図2①)
2) どの医療施設にもある輸液ポンプ、痰などの吸引や内視鏡検査などに使う吸引装置が利用可能であり、従来の高価な圧センサー付き専用ポンプ装置は不要(図2②, ⑤)
3) 濾過膜の閉塞を簡単・迅速に回復させる濾過膜逆洗浄機能を追加
  ➡多数の癌細胞の回収が可能(図2③, ④)

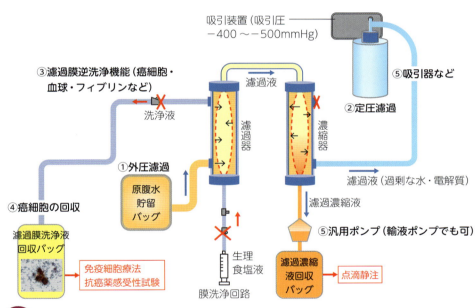

図2 KM-CART®システム図

①～⑤：改良点。濾過膜逆洗浄時には濾過濃縮回路をクランプし、膜洗浄回路のクランプを解除する。

これらの改良により、装置・回路ともにシンプルになり、操作も簡単で、一般的な輸液ポンプと吸引器があればどの医療施設でも施行可能になった(図3)。また、簡単な濾過膜逆洗浄操作により大量の癌性腹水も無駄にすることなく、簡便かつ短時間で全量の処理が可能である(図4)。さらに、

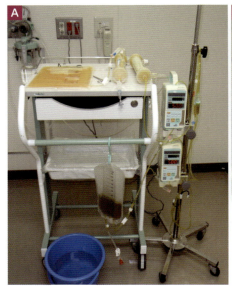
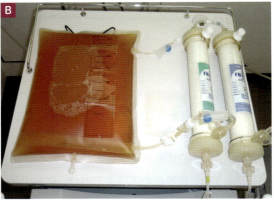

図3 KM-CART®

A：Original KM-CART®（2008年6月，防府消化器病センターにて治療開始）（2013年4月，特許承認）
B：左より原腹水，濾過膜，濃縮膜

ローラーポンプでしごいて無理に濾過膜内に押し込むことがないため，腹水に対する機械的ストレスが大幅に軽減されて濾過濃縮処理中に発生する細胞刺激や挫滅などが少なくなり，発熱などの副作用も軽度になった。このように，どの医療施設でも簡便に，より迅速，より安全に大量の腹水処理ができるという濾過濃縮の理にかなったCARTシステムが，3カ月の開発期間を経て2008年3月に完成した。

現在施行中のKM-CART®システム（輸液ポンプ→ローターポンプ）による濾過濃縮を示す（**動画1**，http://www.jmedj.co.jp/files/premium_blog/klvp/videos/4-1.mp4）。

動画1

2 ドレナージ

腹水ドレナージにおいても，心臓外科医時代に習得した循環管理の知識と技術を活かして安全にドレナージ量を増やすことができた。一般に，腹水は急速に大量ドレナージすると血圧低下やショックを起こすと言われており，1L当たり1時間かけて総量3Lまでのドレナージが推奨されている。これに対し，筆者は術前の循環動態の把握と補液などの適切な施行（☞**5章**参照）により，10L以上（最大40.1L）の腹水も循環動態を破綻させることなく2〜5時間で一度にドレナージしており，迅速な症状緩和ならびに濾過濃縮処理を可能としている。

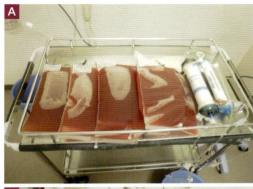
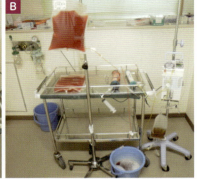
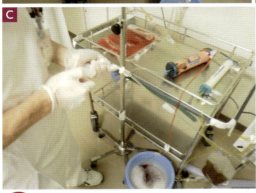
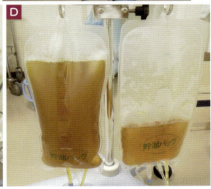

図4 卵巣癌の腹水の処理

A：血性・粘液性腹水11L
B：濾過濃縮処理中
C：濾過膜洗浄操作（3〜4分/回）。生理食塩水50mL×10回/膜洗浄1回
D：濾過濃縮液1.2L（回収蛋白量：Alb70g, Glb50g）
従来型システムでは1〜2Lで濾過膜が閉塞して処理不能である。

KM-CART® の特徴まとめ

- 濾過方式の変更により，どの医療施設にもある汎用のポンプ装置と吸引装置にて施行可能であり，従来の高価なポンプ装置は不要である。
- 腹水に直接機械的ストレスをかけず，強制的に濾過することがない外圧・定陰圧濾過方式と効率的な濾過膜逆洗浄機能により，より安全・迅速な濾過濃縮処理が可能になった。
- 従来型システムでは処理困難であった高度粘性・血性腹水，乳糜腹水も効率的な濾過膜逆洗浄機能により迅速に全量処理可能（図5, 6）である。腹水に過大なストレスをかけないKM-CART®システムであれば，血性腹水においても溶血を生じない。
- 処理速度が速いKM-CART®システムの開発により，ドレナージ後に

短時間で濾過濃縮蛋白液を点滴静注することができ，初めて安全かつ迅速な大量腹水ドレナージが施行可能になった。

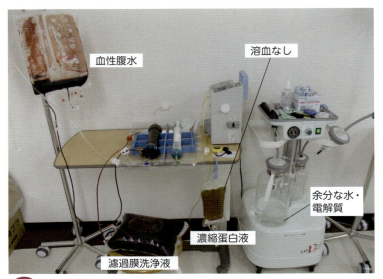

図5 胃癌の高度血性腹水（7.5L）
腹水に機械的ストレスをかけないKM-CART®方式では，溶血を起こさない。

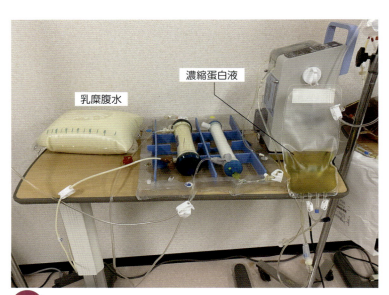

図6 卵巣癌（乳糜腹水）
濾過膜逆洗浄の繰り返しにより，全量処理可能。

KM-CART® の実際

1 KM-CART® の施行状況

1 情報の発信

筆者のいる要町病院腹水治療センターでは，"全量ドレナージと全量処理"を原則として年間1,000例前後（最大1,203例：2019年）のKM-CART®を施行しており，全国から腹水で苦しむ多くの患者を受け入れている。また，より安全で効果的なCARTの確立をめざして，患者の状態，腹水の性状に応じた腹水ドレナージや濾過濃縮処理上の工夫を日々模索しながら，その成果はWeb講座のCART道場や日本CART研究会の臨床研修会などで全国の医療者に発信している（いずれも日本CART研究会HPより申し込み可）。

日本CART研究会の臨床研修受講者は2024年9月現在で340名（**図1**）。KM-CART®施行施設は全国で80施設以上に増加しており，九州，関西，沖縄，関東甲信越支部会も発足して"安全で効果的なCART"の普及をともに進めている。当センターに設置されている日本CART研究会事務局では，全国の医師を対象に臨床指導や臨床研修会開催によるCART教育，講演などの普及事業，臨床研究の管理などを執り行っている。また，CART施行時の疑問点・不明点についての問い合わせに電話やメールなどで随時サポートし，安全で効果的なCARTの実践につなげている。

前任地の防府消化器病センター（194例）ならびに要町病院腹水治療センターにおける2009年2月から2024年5月までのKM-CART®施行例数を**表1**に示す。癌性腹水では，平均6.3L（最大33.3L）を600mLに濾過濃縮し，平均所要時間が66分であった。肝性腹水では，平均11.5L（最大40.1L）を870mLに濾過濃縮し，平均所要時間が70分であった。回収蛋

白量は癌性腹水で平均69g（最大666g），肝性腹水で平均102g（最大846g）であった（**表2**）。

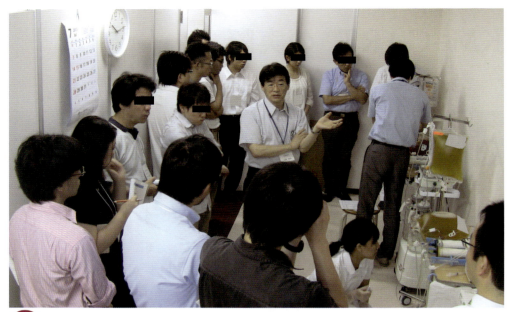

図1 日本CART研究会主催臨床研修会の実習風景（要町病院腹水治療センター）

表1 KM-CART® 施行症例数（11,513例）の内訳（2009年2月～2024年5月）

	疾患	症例数
癌疾患	膵癌	1,403
	卵巣癌	1,189
	胃癌	993
	大腸癌	862
	胆嚢・胆管癌	609
	乳癌	547
	その他の癌	1,608
	計	7,211
その他	肝硬変 （うち肝細胞癌*）	4,038 (1,098)
	腎不全，心不全など	264

表2 当センターにおける KM-CART® 施行状況（2009年2月〜2024年5月）

	癌性腹水 7,211 例	肝性腹水など 4,302 例（肝細胞癌 1,098 例）
採取腹水 (L)	6.3 ± 3.1 (33.3〜1.0)	11.5 ± 4.5 (40.1〜2.0)
濃縮液 (L)	0.60 ± 0.35 (3.7〜0.1)	0.87 ± 0.43 (3.3〜0.1)
所要時間 (分)	66 ± 40 (432〜2)	70 ± 44 (340〜4)
洗浄回数 (回)	2.9 ± 2.6 (29〜0)	1.5 ± 2.0 (26〜0)
処理速度 (分/L)（洗浄を含む）	10.4 ± 4.8 (95.0〜1.0)	6.2 ± 3.8 (64.3〜1.0)
回収蛋白量 (g)	69 ± 78 (666〜3)	102 ± 108 (846〜3)

平均±標準偏差（最大値〜最小値）

② KM-CART® の実践

KM-CART® では，定圧濾過方式により常に濾過能力を最大限使用する（濾過の瞬間ごとに，そのとき閉塞していない膜孔をすべて使用する）ことが可能であり，従来型システムに比較して処理速度がきわめて速いのが最大の特徴である。従来型システムでは通常 3L の腹水処理に 2 時間前後かかっていたが，KM-CART® であれば，肝性腹水では 1L が 2 分，3L が 15 分，癌性腹水でも 1L が 3 分，3L が 25 分ときわめて短時間で処理可能となった（**表3**）。濾過膜の膜孔閉塞を生じても，濾過膜逆洗浄機能により短時間で効果的に濾過能力を回復できるため，血性腹水，粘液性腹水も処理可能であった。

また，腹水に機械的ストレスをかけない KM-CART® システムでは，副作用は軽度の発熱のみであり，ショックなどの重篤なものは認めなかった。エンドトキシン陽性腹水でもエンドトキシンを強制的に濾過しないため，速効性ステロイド投与などにより軽度の発熱のみの副作用で安全に施行可能であった。

患者の循環動態に合わせた術前からの循環管理（KM-CART® 技術）により，20L 以上（最大 40.1L）の腹水も安全にドレナージ可能であった。

このように従来型システムにおける腹水処理の問題点（**表4**）は，KM-CART® システムであればすべて対応可能であった。

さらに，全量ドレナージ＋KM-CART® により，腹水が原因となる身体症状・精神症状は迅速に緩和可能であった（**図2**，**表5**）。また，腎うっ血の解消により腎機能の回復も認められた（**図3**）。

表3 KM-CART®における3L除水までの所要時間と濾過膜洗浄率
（2015年10月4日～3月31日）

肝性腹水（100例）	除水量		
	1L	2L	3L
平均所要時間（分）	2.0±0.7	7.2±3.1	15.2±6.8
膜洗浄症例数	0 (0)	2 (2)	9 (11)
濾過膜洗浄率（%）	0.0	2.0	11.0

癌性腹水（217例）	除水量		
	1L	2L	3L
平均所要時間（分）	3.0±1.8	13.3±6.4	25.2±11.0
膜洗浄症例数	3 (3)	77 (80)	133 (213)
濾過膜洗浄率（%）	1.4	36.9	98.2

括弧内は総数
膜の効率的活用により濾過速度が速い。癌性腹水では3Lまでに98％が膜孔閉塞を生じる。

 表4 従来型のCARTにおける問題点

①濾過濃縮処理に時間を要する
②副作用（高熱，悪寒など）が高率に発生
③大量腹水は処理不能
④高度粘性腹水は処理不能
⑤血性・乳糜腹水は処理困難
⑥感染性腹水（エンドトキシン陽性症例）は禁忌
⑦高額なポンプ装置が必要

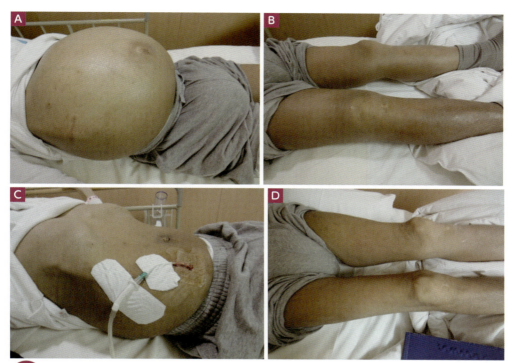

図2 全量ドレナージ＋KM-CART®による症状緩和効果（50歳代，男性，肝細胞癌）

A：腹水ドレナージ前。大量腹水貯留の状態である。
B：腹水ドレナージ前。著明な下肢浮腫がみられる。
C：約6時間の腹水全量（22L）ドレナージ直後。
D：施行翌日。下肢の浮腫が改善している。

表5 癌性腹水患者におけるKM-CART®の症状緩和効果

	症状	施行前日判定	施行翌日判定	sign test
身体症状	1. 腹部膨満感	8.1±2.4	2.0±2.4	$p<0.0001$
	2. 全身倦怠感	5.1±3.3	2.9±2.6	$p<0.0001$
	3. 腹痛	3.2±3.3	1.7±2.3	$p<0.0001$
	4. 嘔気	2.1±3.2	0.6±1.5	$p<0.0001$
	5. 呼吸苦	3.7±3.3	1.3±2.1	$p<0.0001$
	6. 食欲不振	5.3±3.4	3.2±3.0	$p<0.0001$
	7. 歩行・体動障害	6.2±3.1	3.2±2.6	$p<0.0001$
精神症状	8. 不眠	4.3±3.1	3.4±3.1	$p<0.05$
	9. 不安感	4.3±3.3	2.0±2.4	$p<0.0001$
	10. 失望感	3.0±3.3	1.1±1.9	$p<0.0001$
合計 (100)		45.1±19.0	21.2±14.2	$p<0.0001$
計測	1. 腹囲 (cm)	96.0±11.6	82.8±9.1 (−13.3cm)	$p<0.0001$
	2. 右下腿 (cm)	33.3±4.4	30.5±4.4 (−2.8cm)	$p<0.0001$

- 対象：2012年4月〜11月にKM-CART®を施行した癌性腹水患者149例中，同意ならびに完全回答の得られた87例
- 判定：0（症状なし）〜10（非常に強い）の11段階でCART施行前日，翌日に自己判定
- ドレナージ腹水：8.3±4.4L → 0.69±0.28L（濾過濃縮液）

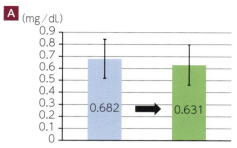
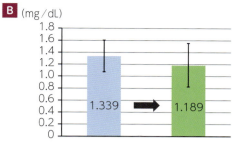
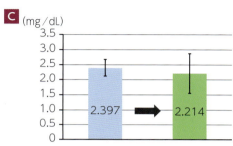
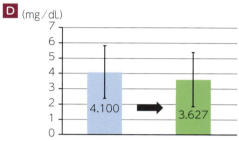

図3 癌性腹水（2,224例）のKM-CART®による腎機能（Cr）改善効果（2011年8月〜2015年12月）

青色：施行日Cr値，緑色：施行翌日Cr値，$p<0.001$。採取腹水$6.63±3.07$L→濾過濃縮液$0.50±0.23$L
A：施行前Cr値≦1群（1,518例）
B：1＜施行前Cr値≦2群（581例）
C：2＜施行前Cr値≦3群（84例）
D：3＜施行前Cr値群（41例）

◎

ここからはより具体的なKM-CART®の実施について解説していく。

安全で効果的なCARTの実行には，①患者を知ること，②腹水を知ること，③濾過濃縮システムを知ることの3点が必須である（**表6**）。したがって，当センターでは，医師，看護師，臨床工学技士が患者を中心に密な連携を取り，創意工夫の実践と共有（チーム医療）に努めている。

当センターにおけるKM-CART®は基本的に2泊3日で行っており，入院日（CART施行前日）からCART施行当日，退院日（CART施行翌日）の一連の治療を次項から解説する。

表6	安全で効果的なCART施行に必要なもの	
①患者を知ること	・肝硬変患者の特性（出血傾向，特発性細菌性腹膜炎など） ・癌患者の特性〔胃癌，膵癌，卵巣癌，肝臓癌など癌種，進行度（癌性腹膜炎の程度）〕 ・循環動態（脱水，貧血，低アルブミン血症の有無） ・腎・心機能（腎不全，心不全）	
②腹水を知ること	・血性，粘液性，乳糜，フィブリンなど ・癌細胞，リンパ球などの細胞成分	
③濾過濃縮システムを知ること	・膜，回路，ポンプの特性など	

CARTは腹水ドレナージから濾過濃縮，再静注までの手術であり，医師，看護師，臨床工学技士のチーム医療が必須である。

2 入院時診察・検査

大量腹水，特に癌性腹水の患者は全身状態がきわめて不良な患者も多く，入院当日からCART施行日の朝までに急変して死亡退院となりCART施行に至らなかった6症例を筆者も経験している。

したがって，CART前日に入院の上で全身状態を見定め，貧血や低アルブミン血症，電解質異常などを補正することにより，できるだけ良いコンディションでCARTを施行することに努めている。基本的には2泊3日でCARTを施行し，全身状態や脱水，貧血などが強い場合などはCART施行日を延期して全身状態の回復を図ってから施行することが重要である。

1 身体診察・問診

身体診察にて全身状態，意識状態，最近の摂食状況，貧血の有無，脱水・浮腫の有無，疼痛の有無・部位・強さ，腹部触診にて腹部の緊満状態，ガスの貯留などを確認する。

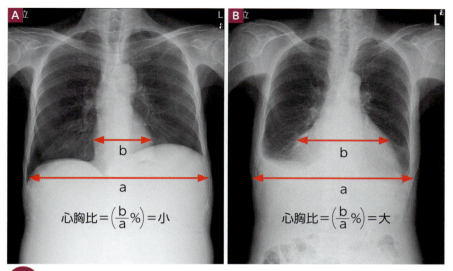

図4 術前胸部X線検査における心胸比チェック

胸部X線写真で心胸比(両矢印)をチェックする。
A：高度脱水症例(心胸比が小)。対応①術前・術中補液量を多く，②できるだけ早く処理開始，③濃縮率を下げる，④腹水が多い場合は処理途中で早めに点滴静注，⑤点滴静注速度を速く，⑥利尿薬の中止，⑦貧血に注意(脱水によりHb値↑)
B：うっ血性心不全症例(心胸比が大)。対応①術前・術中補液量を少なく，②濃縮率を上げる，③緩徐な点滴静注，④利尿薬の併用，⑤カテコラミンの併用

2 血液・生化学検査

貧血の有無，栄養状態，肝・腎機能，電解質異常，腫瘍マーカー，出血・凝固時間などをチェックし，必要に応じて事前に補正する。

- 貧血：Hb 10g/dL未満の場合，脱水状態も考慮した上で輸血を行う。
- 血漿アルブミン値：2g/dL未満の場合，血圧などの循環動態，浮腫の状態などを加味して，腹水ドレナージ中にアルブミン製剤(通常20％50mL：2バイアル)を点滴静注する。

3 X線検査

胸部X線(毎回入院時)，腹部X線(初回入院時ならびにイレウスや大量の糞便・ガス貯留を疑う場合)検査を施行する。

- 心胸比：術前・術中補液量，濾過濃縮程度，点滴静注速度，投与薬剤などを決定する(図4)。

- 胸水：中等量以上であれば，腹水に続いてドレナージしてCARTを施行する。
- イレウスの有無，腸管ガス・糞便の貯留程度：高度のイレウスの場合には，腹水ドレナージによりイレウス症状が悪化することがあり，まずイレウス管などにて腸管内を減圧したのちにCARTを施行する。腸管ガス・糞便貯留が多量の場合には，腹水ドレナージ後に腸蠕動による腹痛に注意する。CART施行翌日に浣腸，下剤を投与する。

❹ 胸・腹部エコー検査，CT検査

腫瘍の浸潤状態，腹水の貯留状態，腸管ガス・糞便の貯留状態（腸管通過障害，イレウスの有無），術後の腸管の癒着状態などをチェックした上で，CARTの適応や安全に穿刺可能な部位の決定などを行う。
腹腔内の異常・変化が疑われる際には必ずCT検査を行い，胸腔内・腹腔内の状態を確認することが安全な腹水全量ドレナージにつながる。

3 全身循環管理と補液

大量腹水や癌，特に消化器癌進行期の患者では，経口摂取が困難なため脱水状態となり手指冷感や低血圧などの末梢循環不全に陥っている症例が多くみられる。また，癌による出血や化学療法の副作用による貧血を伴う患者も多いため，輸血・輸液などによる術前からの循環管理は安全なCART施行においてきわめて重要である。

❶ 補液

入院前の摂食状況，身体診察・胸部X線写真所見（心胸比）などより，細胞外液250～500mLを点滴静注する。癌性腹水症例には，サイトカイン対策も兼ねてプレドニゾロン（プレドニン®）20～30mgを混注する。
心不全，透析患者では前日補液は行わず，CART施行当日の補液量も減量する。
当日の補液には，癌性・肝性ともにプレドニゾロン20～30mgを追加する。

また，肝硬変患者で血中アンモニア値が高い場合には，細胞外液を分岐鎖アミノ酸（branched chain amino acid；BCAA）製剤（アミノレバン®など）に変更して点滴する（**表7**）。

表7 KM-CART®における補液例

CART前日	細胞外液（ヴィーン®F500mL）点滴静注 ・循環動態にて調節（心不全，腎不全：点滴なし） ・癌性腹水の場合はプレドニゾロンを20〜30mg追加 ・胸水ドレナージの場合はブロムヘキシン（ビソルボン®）4mg・2mL×2回静注
CART当日	細胞外液（ヴィーン®F500mL）＋プレドニゾロン20〜30mg点滴静注 ・心不全・腎不全では250mL，高度の場合には50mLに減量 ・胸水ドレナージ開始前にメチルプレドニゾロンコハク酸エステル（ソル・メドロール®）250〜500mg静注
	・患者の血圧，脈拍などに応じて投与速度を調節する ・貧血（Hb：10g/dL未満）の場合は輸血を検討する（9g/dL未満では輸血が必要） ・低アルブミン血症（2g/dL未満）の場合は20%アルブミン製剤10g/50mL×2本点滴静注

入院時の摂食状況，診察，胸部X線検査などより，循環動態を把握することが重要。

2 輸血，アルブミン製剤投与

術前血液検査の結果と全身状態に応じて，術前あるいはドレナージ中に施行する。

CARTでは，処理腹水が多くなればなるほど，処理前腹水蛋白濃度が高いほど濾過濃縮液の量が多くなり，回収蛋白量の増加により膠質浸透圧が上昇しthird spaceから水分が血管内移動する。以上より，効果的な（回収蛋白量の多い）CART施行後には希釈性によるHb値低下が生じることを頭に入れておく。

術前の脱水が強い場合には，見かけ上Hb値が高く出るので注意する（10Lを超える大量腹水の場合はHbで2g/dL前後低下する）。

以上を考慮した上で，Hb 10g/dL未満で輸血を検討する（9g/dL未満では輸血が必要）。

4 全量ドレナージのための腹水穿刺法

腹腔内の貯留液体を経皮的に穿刺し排液（ドレナージ）する手技である。KM-CART®システムでは大量の腹水が迅速に処理可能であることから，CARTの治療効果を最大にするため腹水の全量ドレナージを原則としている。全量ドレナージの場合には，通常の2～3Lの腹水ドレナージとはまったく異なる知識と手技が必要となる。

1 穿刺準備

① 準備物品

- 穿刺ドレナージチューブ〔14Gの中心静脈（central venous；CV）カテーテルあるいは8Frアスピレーションキット：図5〕）

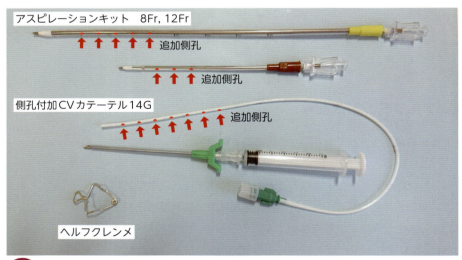

図5 胸・腹水ドレナージ用カテーテル

穿刺部からの腹水漏出対策（多くがアスピレーション症例）としては，瞬間接着剤（アロンアルファ®）処理，ヘルフクレンメ（大祐医科工業株式会社），ナイロン糸で縫合がある。

カテーテル，アスピレーションキットの選択ポイント

- 筆者はより迅速に大量の腹水をドレナージするため8Frアスピレーションキットを，粘性の高い腹水（卵巣癌，腹膜偽粘液腫など）では

12Frを使用している。
- 肝硬変など出血傾向のある症例では，内針式のアスピレーションキットが腹壁内血管の損傷を生じにくく，より安全である。
- 腹水が少ない場合（5L以下）や腹膜の硬化を伴う癌性腹水の場合（特にスキルス胃癌）には，穿刺が容易な（針の切れが良い）外針式の14GのCVカテーテルを使用する。いずれのカテーテルにも，順調かつ迅速な全量ドレナージのためにクーパーで5〜6個の側孔を追加しておく（**図5**の追加側孔）。
- 腹膜偽粘液腫の一部などで腹水粘度が非常に高く，12Frアスピレーションキットで自然ドレナージできない場合には，KM-CART®でも処理できないためCARTの適応にはならないが，患者の症状緩和のために手動シリンジで強制的にドレナージを行う。12Frでドレナージ困難な場合には，24Frのトロッカーを使用して可能な限りドレナージし，腹部膨満感の緩和に努めている。

- CART用接続ライン，腹水貯留バッグ（バッグならびにネームタグには必ず病室番号と患者の名前をフルネームで記入）
- 23G針，シリンジ（検体採取用：30mLか50mLを複数本），局所麻酔〔リドカイン（1％キシロカイン®）など，出血傾向の強い場合にはエピネフリン入りを使用〕
- 清潔手袋，ガーゼ，穴あきドレープ（14GのCVカテーテル，8Frアスピレーションキットには付属している）など
- エコー装置

② 穿刺体位
ベッドを最高位に上げて上半身を20〜30°挙上して腹水を下腹部に集める。

ポイント
腹水が少ない場合には，穿刺部位反対側に枕などを入れて穿刺部位側に身体を傾斜させて穿刺部に腹水を集める。できるだけ穿刺部に腹水を集めることが安全な腹水穿刺につながる。

③ 穿刺部位（**動画1**, http://www.jmedj.co.jp/files/premium_blog/klvp/videos/5-1.mp4）
血管の多い腹直筋ならびに下腹壁動静脈を避けるために腹壁の外側，前腋窩線周囲とする。腹部エコー検査にて，ダグラス窩までの挿入経路が確保

動画1

されており，かつ腸管と距離があり安全に穿刺できる腹水貯留部位を決定し，フェルトペンなどでマーキングする．腹部CT画像上で腹水の貯留状況や腫瘍の浸潤状況，下腹壁動静脈の走行などを確認しておくことも役立つ．

ポイント

- 腹部エコー検査時に腹壁の厚さを頭に入れておくことで，穿刺針の過度な刺入による腸管や大網損傷の予防につながる．
- 手術創部周囲は腹壁が瘢痕で硬くなっており，腸管や大網の癒着の可能性があるため避ける．また，皮膚の炎症や剥離などがある部位はできるだけ避ける．
- 浮腫により左右で腹壁の厚さが違う場合（長期に同じ方向の側臥位をとっている場合に生じる）は，浮腫の程度が軽い側で穿刺を行う．

2 穿刺手技 (動画2, http://www.jmedj.co.jp/files/premium_blog/klvp/videos/5-2.mp4)

動画2

①穿刺部位を中心に皮膚消毒を十分に行い，清潔な穴あきシートなどで被う．
②1%キシロカイン®にて23Gの注射針で局所麻酔を行う．必ず陰圧をかけて針を進め，1%キシロカイン®は痛みを強く感じる皮膚，筋膜，特に腹膜にしっかり注入する．腹膜の麻酔は，腹水の逆流を認めた位置から針を数mm抜いて麻酔薬を注入する．1%キシロカイン®は最低10mLの全量を注入し，浮腫などで腹壁が厚く腹膜に届かない場合には23Gカテラン針に交換し1%キシロカイン®を増量して，痛みの強い腹膜・血管の多い腹膜直上へ確実に注入する．局所麻酔針の穿刺方向は，カテーテルの留置方向に合わせて穿刺部からダグラス窩へ向ける．
③局所麻酔中に血液の逆流を認めた場合には，穿刺部位を5mmほど背側にずらして再度麻酔薬を注入する．
④出血傾向の強い症例では，エピネフリン入りの1%キシロカイン®を使用する．

ポイント

- 1%キシロカイン®を十分量（通常10～20mL）注入して腹壁内に1%キシロカイン®の筒をつくり，その中心を穿刺することで血管損傷のリスクが下がる．
- 局所麻酔の注射針で腹壁の厚さを事前に確認しておくことが，ドレナージチューブ挿入の際の腸管や腹腔内臓器損傷の予防につながる．

⑤CVカテーテルの場合：付属のシリンジを装着して陰圧をかけながら慎重に押し進める。腹水が吸引できたら，さらに5mm押し進めてから内針を抜き，外筒からカテーテルを挿入後に外筒を左右に割いて取り除く。

アスピレーションキットの場合：必ず左手を穿刺針の予想される穿刺距離（麻酔時に確認した腹壁の厚さ）＋1cmの部位に添えて，それ以上深く穿刺しないように注意する。まず，5mmほど皮膚切開を入れたあとに，右手で穿刺針をしっかりと把持し，ダグラス窩方向に向けてゆっくりと押し進める。内針が腹膜を破った瞬間にプチッとした感触が左手に伝わるのを感じることが重要である。ついで，内針を固定して外筒のカテーテルを滑らせるようにダグラス窩方向へ挿入する。腹壁が著明に膨隆している場合には，穿刺の方向を腹壁に対してやや垂直にする。腹壁に対して鋭角に穿刺した場合，硬化した腹膜の外側をカテーテルが滑り，腹腔内に挿入されないことがあるので注意を要する。

ポイント

- 穿刺時には，患者に下腹部を膨らませてもらうことで，穿刺が容易になるとともに腹水が穿刺部に集まって，より安全な穿刺が可能になる。また，穿刺部を決める際にも下腹部を膨らませてもらい，エコー下で腹水が増える程度をチェックしておくことも有用である。
- CVカテーテル刺入はできるだけゆっくり行う。シリンジ中に血液が吸引された場合には，同部位での穿刺を中止し，5mmほど背側に位置をずらして再穿刺を行い，大きな血管損傷を予防する。
- カテーテルは深めに挿入してから，カテーテルの屈曲を解除するため2〜3cm抜去する。腹水の流出を必ず確認し，滴下不良の場合にはさらに2cm抜去する。ドレナージ途中で滴下不良が生じた場合にも2cm抜去して流出を確かめる。

⑥カテーテルは，接続チューブ部で2箇所テープ固定し，穿刺部は出血などを確認するため透明フィルムを貼付する。カテーテルはドレナージに伴う腹壁の移動による屈曲を解除するため位置をずらす必要があり，直接固定しない。

⑦腹水の滴下が緩徐になれば，視診・触診にて腹部の状態を確認する。ついで，吸引用シリンジ付きアスピレーションキットでは，シリンジを軽く引いて腹水が吸引できるか否かを確認する。シリンジの付いていない

カテーテルでは，排出ライン内の液溜めチャンバーを圧迫して腹水を逆流させて，その抵抗と腹水の流出を確認する。

ポイント

- 逆流に抵抗がある場合にはカテーテルの屈曲を疑い，ゆっくりと2cm抜去する。ごく稀にカテーテル孔がフィブリンで閉塞している場合もあり，エコー検査で確認する。
- 腹壁が平坦になりスムースに逆流するにもかかわらず排出されない場合には，腹水は残存していないと判断する。
- 触診などで腹水の残存が不明の場合には，エコー検査で残存の有無・量をチェックする。
- 腹水が残っているようであれば，カテーテルを2cm抜去してチューブの屈曲を解除する，体位を変換してカテーテル部に腹水を集めるなどの対応を行い，できるだけ全量のドレナージを心がける。

⑧腹水採取バッグの貯留量は規格上3Lであるが，5L前後まで貯留ができる。腹水が多く，バッグが複数必要となる場合には必ずバッグに採取順の番号を付記する。濾過濃縮時，バッグを直列接続する場合にこの番号が必要となる（18L・4バッグであれば，4.→3.→2.→1.の順で濾過膜に接続すると，最も濾過膜閉塞物質の多いバッグ4.の腹水は4.〜1.のバッグ内フィルターを通ることによりフィブリン塊や血液塊などを濾過膜前に除去できる）。

3 腹水ドレナージの注意点

① 補液量と速度

腹水による腹部膨満や癌による腸閉塞のため経口摂取ができていない患者も多い。術前診察，胸部X線検査の心胸比所見などに加えて，家族から最近の経口・飲水状態を聞き取り，脱水状態をチェックする。その結果により術前・術中の補液量と点滴速度を決定する（**表8**）。

血圧，脈拍などのバイタルサインをチェックしながら慎重にドレナージを行い，血圧が低下した場合には補液速度を速める。循環動態に合わせた前日からの補液（細胞外液250〜500mL），ドレナージ時の細胞外液500mLの調節投与により，腹圧に任せて1時間5〜10Lのドレナージを行っても有害な血圧低下は生じない（**動画3**，http://www.jmedj.co.jp/files/premium_blog/klvp/videos/5-3.mp4）。

動画3

表8 補液量

補液量	前日	当日
通常	細胞外液500mL	細胞外液250〜500mL（血圧に応じて投与速度を↑）
心不全・腎不全	補液なし	細胞外液100〜250mL（心不全++の場合はカテコラミン投与）

当日のドレナージ中の血圧低下に対しては，できるだけ細胞外液投与量を500mL以上に増やさず，濾過濃縮液を早期投与する。
前日は500mL以上補液すると患者は腹水の増加による腹満が強くなる。

② 低アルブミン血症

高度の低アルブミン血症（2.0g/dL以下）の場合には，ドレナージ中の循環血漿量維持のためにアルブミン製剤の投与（通常20％ 10g/50mLを2本）を考慮する。

③ 穿刺部からの腹水漏出対策

腹壁が，伸展による菲薄化や浮腫が強い場合，穿刺部，特にアスピレーションキットでは5mm前後の皮膚切開を加えるために，抜去後に腹水漏出を生じることがある。この対策として，アロンアルフア®処理か，ヘルフクレンメ，3-0ナイロンでの縫合を施行している。

アロンアルフア®処置

穿刺部（切開した場合は切開部の皮膚を合わせるようにテープで固定後）を一時的にガーゼで固定圧迫しておき，乾いた状態で穿刺部が上になる体位をとり，アロンアルフア®を2〜3滴落とし，乾燥させる。

ヘルフクレンメ（図5）

1％キシロカイン®（針27G）で局所麻酔後にヘルフクレンメを装着する。洗濯バサミ同様に取り外せることを患者に練習用クレンメで指導しておく。そして家で4〜5日後に取り除いてもらい，クレンメは次回病院に来るときに持参してもらう。

縫合

最も確実な漏出防止法である。1％キシロカイン®（針27G）で局所麻酔後に針付き3-0ナイロンにて縫合する。水平マットレス縫合（図6）で行っている。

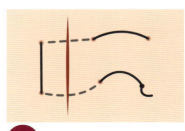

図6 水平マットレス縫合

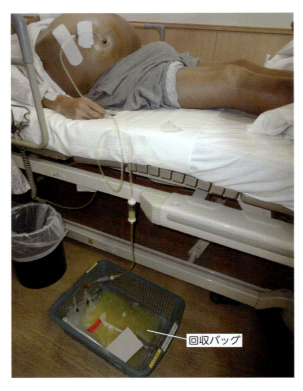

図7 腹水ドレナージ（側孔付加8Frソフトカテーテル使用）

ベッドを最高位に上げて，自然落下でドレナージする。ドレナージ速度を腹圧とカテーテルに任せると，大量腹水も安全にドレナージ可能であり，開始1時間で6〜10Lドレナージできる。最大40Lを5時間で安全にドレナージ可能である。
安全ドレナージのためのポイント：①患者の血行動態に合わせた前日からの補液（細胞外液＋プレドニゾロン20mg），②貧血・低アルブミン血症などの補正→患者に合わせた循環管理

ポイント

- 術前からの適切な循環動態管理が，血圧低下やショックなどの予防，すなわち安全で迅速な全量ドレナージにつながる（図7）。
- 静岡大学との大量ドレナージの全身・末梢循環に与える影響に関する共同研究の結果，KM-CART®技術での全量ドレナージにおいて10L以上の症例が10L未満の症例に比較して全身・末梢循環動態ならびに呼吸状態も改善した（図8A〜D）。

4 合併症

① 腹壁出血

腹水穿刺による全量ドレナージは，術前からの循環動態への適切な対処，腹部エコー検査による穿刺部位の決定と穿刺手技を的確に行えば安全に施行できる。ごく稀に腹壁の血管損傷による出血があるが，腹壁の圧迫にてほとんどが止血可能である。外針式の14GのCVカテーテル使用時には1,500例に1例（全例が肝性腹水症例）程度の頻度で腹壁出血を経験した

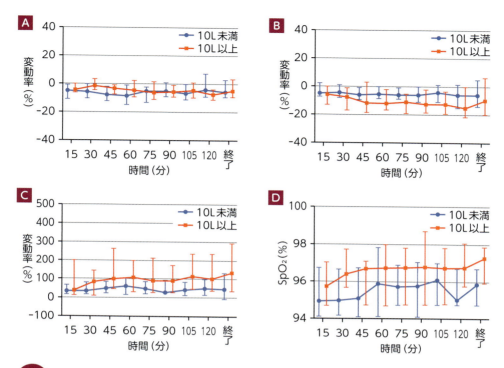

図8 KM-CART®技術下における排液開始から終了までの収縮期血圧，心拍数，PI，SpO₂の推移

A：収縮期血圧：排液に伴い血圧低下（10％以内）傾向。
B：心拍数：時間経過とともに徐脈傾向。排液に伴い腹腔内圧低下，下大静脈の圧迫軽減，心拍出量増加。10L以上のほうが心拍数がさらに低下し循環が安定した。患者より「ドキドキしなくなった」との声が聞かれた。
C：PI：排液に伴い上昇傾向。下大静脈の圧迫軽減，心拍出量増加，副交感神経活動上昇。10L以上のほうがさらに末梢血流が改善した。患者より「指先が温かくなった」との声が聞かれた。
D：SpO₂：排液に伴い上昇傾向。10L以上でSpO₂がさらに改善した。大量ドレナージにて循環だけでなく，呼吸状態も改善する。
PI：perfusion index。末梢血流を反映。

(Kawamura T, et al:Clin Nurs Res. 2023;32(4):815-20より引用)

が，内針式のアスピレーションキット採用後の約5,000例では1例も腹壁出血の経験はない。

② 嘔気，下痢，腹痛

腹水ドレナージに伴って，腹腔内臓器のうっ血，特に腸管の浮腫が消失することにより腸管蠕動が回復し，一過性に嘔気や下痢，腹痛を生じることがある。これらは麻痺していた腸管が回復する過程であり心配する必要は

ないことを患者に説明する。腸管蠕動痛が強い場合にはブチルスコポラミン臭化物（ブスコパン®）などの抗コリン薬を投与する。

③肋骨痛
腹水の大量ドレナージにより，拡げられていた胸郭が急速に元の位置に戻ることによって生じる肋骨痛に対しては，非ステロイド性抗炎症薬（non-steroidal anti-inflammatory drugs；NSAIDs）などを使用する。

④疼痛（癌浸潤に由来する疼痛）
腹水ドレナージで腹水の症状が消えることにより，癌自体の症状がより鮮明になってくる。腹水の消失に伴う腹腔内臓器の偏位や癌浸潤由来の疼痛に対してはオピオイドを投与する。腹水の全量ドレナージにより腹水に起因する疼痛は緩和可能であるが，癌浸潤に由来する疼痛はCARTでは緩和されないことを患者に説明することが重要である。

5 禁忌

一般に，大量の腹水で腹腔内臓器が圧排，うっ血している状態では，腹水を迅速に全量抜くと腹部膨満感も臓器機能も迅速に回復する。癌性腹水に伴うイレウス症例で結腸がガス貯留で著明な拡張を認める場合は，腹水ドレナージで腹腔内圧を減圧することにより，腸管内ガスが膨張し腸管壁が急激に過伸展を生じて症状の悪化や腸管壁の穿孔・破裂をきたすことがある。したがって，術前CT検査においてイレウス，特に腸管ガス貯留が目立つ症例では，慎重にドレナージする必要がある。

ここまで，腹水穿刺ならびに全量ドレナージの手技と注意点などについて述べた。腹水ドレナージは，日本緩和医療学会の『がん患者の消化器症状の緩和に関するガイドライン（2017年版）』では1～3Lなら安全に施行できると推奨し，穿刺が頻回になる場合にはカテーテル留置を提案している。大量の腹水で苦しむ患者にとって，1～3Lの少量ドレナージでは症状緩和効果は小さい上に一時的であり，症状緩和の継続には頻回の腹水ドレナージが必要になる。また，カテーテルの留置は患者のQOLを著しく損なうので，その適応は患者・家族と相談の上で慎重に行うべきである。

腹水には身体にとってきわめて重要な蛋白であるアルブミンとグロブリンが含まれており，頻回の腹水ドレナージは血漿蛋白濃度を低下させ，さら

に腹水が溜まりやすくなるという悪循環を生じることを念頭に置いて，患者・家族に丁寧に説明する必要がある。特に癌性腹水では，肝性腹水よりも蛋白濃度が高いことが多く，蛋白損失に伴う病状への影響はさらに深刻となる。

医療者の多くが"腹水は抜くと弱るし，さらに溜まりやすくなる"と考えており，積極的に腹水ドレナージが行われてこなかったのが腹水医療の現状である。的確に術前から循環管理（KM-CART®技術）を施行することにより20L以上の大量腹水も安全にドレナージ可能であり，腹水患者に接する機会のある医療者はその技術の習得に努めることが重要である。

ポイント

- 術前からの適切な循環管理と腹水ドレナージ法（KM-CART®技術）の確立により，安全に20L以上の腹水ドレナージが可能となった。
- 全量ドレナージにより，腹水が原因で生じる苦痛は速やかに緩和できる。
- CARTの効果は，患者の循環動態に合わせた安全な全量ドレナージと，安全で迅速な全量処理，点滴静注により得られる。

5 胸腔穿刺

X線検査時に胸水が中等量以上の場合は，腹水に続いてドレナージする。

1 穿刺上の注意

胸水穿刺の準備，手技は腹水穿刺と同様に行う。肋間動静脈を損傷しないことをポイントとして，腹水穿刺と同様に1%キシロカイン®を十分量注入して穿刺部から動静脈を押しのけておく。肋間動静脈は肋骨下縁を走行するため肋骨上縁に針を沿わせるように穿刺する。

局麻針にて血液の逆流を認める場合には，穿刺部位を変更することが重要である。また，穿刺針も針サイズの小さい内針式のソフトカテーテルを使用することで出血，気胸の予防につながる。

サーフローなどの血管留置針を使用する場合には，全量ドレナージは気胸を生じるため少量ドレナージにとどめることが重要である。

② 胸水ドレナージの注意点

胸水の場合，長期にわたり無気肺の状態の肺を急速に拡張させると，再灌流障害や多量の喀痰排泄により急激な呼吸障害を生じることがあるので，特に初回の胸水ドレナージは注意が必要である。当センターでは，入院日よりブロムヘキシン（ビソルボン®）の静注1A×2回／日を行っている。初回に大量の胸水をドレナージする場合には胸腔内圧に任せた自然滴下でドレナージし，咳嗽が出現したらドレナージ速度を遅くするか，いったん休止する。咳嗽がひどい場合には，ドレナージを中止して速効性のステロイド〔メチルプレドニゾロンコハク酸エステル（ソル・メドロール®）250〜500mgなど〕を静注する。胸水ドレナージにより呼吸苦，強い咳嗽が出現し，腹水ドレナージも中止せざるをえないことがあるので，腹水を合併している症例では，まず腹水ドレナージ後に胸水ドレナージを開始することが重要である。呼吸状態が高度に悪化した場合，当センターではネーザルハイフローを使用して酸素化を補助している。

胸水ドレナージ後は必ず胸部単純X線検査を行い，気胸の合併や喀痰の貯留程度をチェックする。癌性胸膜炎や，長期に無気肺に陥っている症例では，穿刺針で直接損傷しなくても肺の再膨張時に胸膜の一部に損傷を生じて気胸になることがあるので注意が必要である。

腹水貯留により横隔膜が挙上している場合には，胸部X線検査の判断より胸水量が少ないことも多く，腹水ドレナージだけでも呼吸苦が改善することがあり，特に初回CARTでは腹水ドレナージのみで経過観察にしたほうがよいと考える。

6 濾過濃縮処理

安全で効果的なCART施行に必要な知識と技術を得るには，まず膜・ポンプの構造と特性を正しく理解することである。

① 前方ポンプ式と後方ポンプ式の違い

CARTの副作用を軽減するためには，弱ったり死滅したりした細胞，粘

液，エンドトキシンなどを含む腹水側にポンプで高い強制圧をかけないことが第一である。細胞への刺激による分泌，崩壊による内容物の流出〔赤血球→遊離ヘモグロビン，癌細胞→エクソソーム，白血球→インターロイキン（interleukin；IL）など〕が悪寒，発熱，腎不全，全身倦怠感などの副作用増強につながってしまう。

前方ポンプ式（内圧・前方陽圧濾過）と後方ポンプ式（外圧・後方陰圧濾過）での濾過濃縮中のIL-6を測定したところ，腹水にポンプの陽圧ストレスを直接かける前方ポンプ式では，膜を介して陰圧ストレスをかける後方ポンプ式に比して有意にIL-6濃度が高くなり，濾過濃縮液点滴後の発熱も有意に高くなった（図9〜11）。したがって，安全な濾過濃縮には腹水にできるだけ直接機械的刺激を加えないことである。

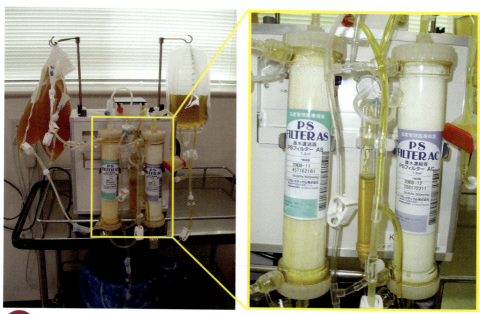

図9 CARTシステム（外圧・後方ポンプ式濾過：クラレメディカル株式会社）

拡大写真：（左）腹水濾過器：PSフィルターAS（外圧濾過），（右）腹水濃縮器PSフィルターAC（内圧濾過）

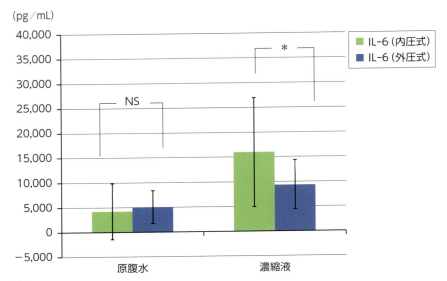

図10 ポンプによる内圧・前方陽圧濾過と外圧・後方陰圧濾過の違い（2008年，要町病院）

CART前後の原腹水，濃縮液中のIL-6値の変動を示す（ポンプによる強制濾過）。
NS：有意差なし，＊：$p<0.05$

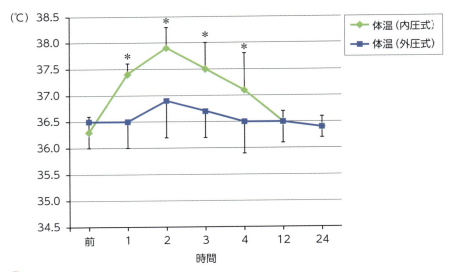

図11 CART後の経時的体温の変動（2008年，要町病院）

ポンプによる強制濾過。
＊：$p<0.05$

2 内圧濾過方式と外圧濾過方式の違い (図12)

CARTは透析の技術を応用して開発されたため，内圧濾過方式が常識であった。膜に詰まる成分のない血液の処理においては，血栓を生じさせないようできるだけ乱流を起こさないことが重要であり，内圧濾過方式が必須である。

一方，膜に詰まる細胞成分や粘液，フィブリンなどを含む腹水の処理において，内圧濾過方式では膜入口部閉塞を生じやすい。図13に内圧濾過方

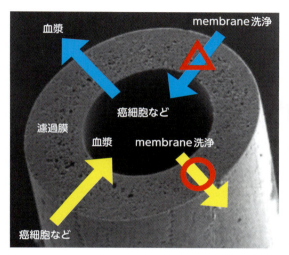

図12 内圧濾過方式と外圧濾過方式の違い

青矢印：内圧濾過方式（従来システム）。内腔から外腔に濾過→濾過膜逆洗浄の効率が悪い。
黄矢印：外圧濾過方式（KM-CART®システム）。外腔から内腔に濾過→膜面積の拡大，閉塞しにくい，効率のよい濾過膜逆洗浄（膜ではなく，孔の洗浄）→迅速に大量の癌性腹水処理が可能になる。

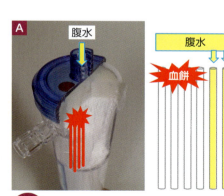 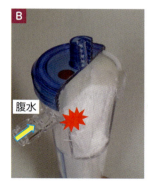 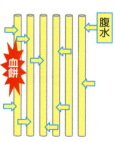

図13 内圧・外圧濾過方式による膜閉塞の差異

A：内圧濾過方式。入口の閉塞により膜（fiber）全体が機能しない。血餅・フィブリンの面積に入口のある膜（fiber）すべてが機能しなくなる。
B：外圧濾過方式。閉塞ある膜（fiber）でも閉塞部分以外で濾過可能である。血餅・フィブリンの面積に一致する膜（fiber）面積のみが機能しなくなる。

濾過膜の構造上，癌性腹水処理には外圧濾過が必須である。

式と外圧濾過方式の濾過膜の機能を示す．内圧濾過方式では，濾過膜のヘッダーから腹水が流入するため，膜（fiber）の入口部に閉塞が生じるとその膜（fiber）全体が機能を失ってしまう．外圧濾過方式では，濾過膜のサイドポートから腹水が流入するため，機能しなくなるのは膜（fiber）の閉塞部の面積のみとなり，腹水処理には膜閉塞が生じにくく，腹水濾過の理にかなっている．

① 濾過膜洗浄

閉塞した濾過膜の濾過能力を回復させるためには濾過膜洗浄が必須である．従来の内圧濾過方式では，膜（fiber）の内腔の詰まりを除去する操作を膜洗浄とされてきた．しかしながら，本来の濾過膜での膜詰まりは膜孔（pore）の閉塞であり，内腔のみの洗浄では濾過能力は回復しない．真の濾過膜洗浄には膜孔洗浄が必須であり，そのためには濾過膜の逆洗浄が必要となる．濾過膜の逆洗浄は，外腔→内腔へ濾過する（＝外腔→内腔へ閉塞する）外圧濾過方式により洗浄圧がかかりやすい内腔→外腔への洗浄が可能であるため，膜洗浄でも理にかなっている（図14）．

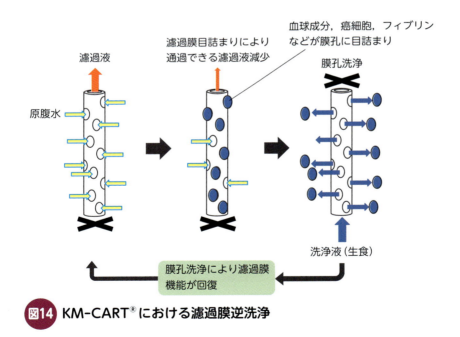

図14 KM-CART®における濾過膜逆洗浄

❸ ポンプによる定速（変圧）濾過と陰圧発生装置（吸引器など）による定圧（変速）濾過の違い（表9）

① 定速濾過

濾過膜の経時的な閉塞が必須の腹水濾過において，一般的なポンプによる定速濾過では濾過膜の閉塞に従って濾過圧が上昇してくる。通常は，300mmHgでリミッターをかけてポンプを停止させ膜の破裂を防いでいる。300mmHgは正常の赤血球が溶血を生じてくる圧であるが，弱った細胞，死滅した細胞が含まれる腹水では，300mmHg以下でも容易に細胞の破壊が生じて細胞内の様々な物質が放出され，濾過濃縮されることによりCARTの副作用の原因となる。したがって，腹水にはできるだけ機械的ストレスをかけないことが重要であり，CARTの安全性につながる。

② 定圧濾過

吸引器などの定圧式の陰圧発生装置は，濾過膜の閉塞に従って濾過速度が遅くなるが，濾過圧の変動が少ない。さらに，濾過膜の孔を介して腹水に陰圧がかかるため，腹水中の細胞にかかる機械的ストレスがきわめて小さくなる。したがって，弱った細胞や粘液などを含む癌性腹水の濾過濃縮処理において副作用を軽減するためには，陰圧発生装置（吸引器など）による定圧（変速）濾過が重要となる。

ポイント

> 安全で効果的なCARTの実践のためには，濾過膜の構造，ポンプの特性などを理解した上で腹水性状に合わせた濾過濃縮技術の習得が必要である。

表9 CARTの濾過における定速式と定圧式の違い

定速式（ポンプ式） ＝変圧式	• 濾過速度がポンプ流速に規定された強制濾過になる 　→刻々と変化する膜の濾過能力と一致しない • 濾過圧が変化する 　→一定の濾過が困難 • 細胞を含む腹水中成分の挫滅，刺激 　→副作用の増加
定圧式（吸引式，落差式） ＝変速式	• 常に濾過膜の最大能力を使用 　→濾過速度の向上（ただし，落差式では濾過圧が低いために濾過速度が遅い） • 細胞を含む腹水中成分の挫滅，刺激がきわめて少ない 　→副作用の軽減

迅速で副作用の少ないCARTには，定圧濾過方式が必要である。

４ KM-CART® システムのプライミングと操作

①汎用の吸引装置とポンプがあればどの医療機関でも可能であり，組み立て，プライミング，操作も容易である。

②膜と回路を清潔操作にて確実に結合して組み立てる。その際，腹水と洗浄液の流れを確認しながら組み立てることが重要である。特に，スクリュー接続ではない濾過膜のサイドポートへの接合は，濾過膜逆洗浄の際に圧がかかるため，より慎重に行う。

③生理食塩液2〜3Lで回路・膜内の洗浄を行い，可塑剤の除去と膜・回路からのエア抜きを十分に行う。

④採取した腹水をセットして，ネームタグを濾過濃縮液回収バッグに貼付する。腹水貯留バッグは1バッグ目から順に直列につなぐ。腹水は最終バッグに行くほど細胞成分，フィブリンなどが多いため，3バッグ目は2バッグ目→1バッグ目を通し貯留バッグ内のフィルターでできるだけフィブリン塊，凝血塊などを除去して，濾過膜の負担を軽減することが濾過膜洗浄回数を減らす（回収蛋白量を増やす）ことにつながる。

⑤吸引装置（−50〜60kPa）を作動させて，500mL濾過された（膜・回路内の生食が除水された）時点で濾過濃縮液回収用のポンプをスタートする。ポンプ速度は基本20mL/分とし，遅くすると蛋白濃度の高い濾過濃縮液で量が少なくなり，速くすると蛋白濃度の低い濾過濃縮液で量が多くなる。一般に肝性腹水は蛋白濃度が低いため，腹水量が10L以上の場合にはポンプ速度を10mL/分まで下げることで量が少なく高濃度蛋白の濾過濃縮液を作製できる。

- 患者が脱水で血圧が低い場合：ポンプ速度を25〜30mL/分に上げて早く濾過濃縮液を作製し，できるだけ早く点滴静注を始める。
- 心不全や腎不全の場合：循環に負荷をかけないようポンプ速度を5〜10mL/分に下げて高濃縮し，濾過濃縮液の総量を少なくする。

⑥腹水処理1Lごとの所要時間を濾過濃縮記録（手術記録）表に記載する（図15，☞資料1，P119）。濾過膜の孔閉塞に従って1Lあたりの所要時間は徐々に長くなってくる。2回目以降は必ず術前に前回の手術記録をチェックして，濾過濃縮処理の方針決定に活かすことが重要である。

⑦吸引装置での排液の流れが連続から滴下になった時点，あるいは1Lの処理に10分以上要する時点で，濾過膜閉塞に対して生食（可能であれば温生食）と50mLシリンジを使用して濾過膜逆洗浄を施行する。シリンジは外装フィルムにて押し子部分を被覆したまま装着することで（図16），

KM-CART 手術記録 No.
施設名: 要町病院 担当者:

施行日	29年 2月 10日	(回収開始) 14時 34分〜(回収終了) 16時 42分		
(ID)患者名		65 男・女	原疾患	肝硬変

【原腹水データ】

腹水の性状	血性(有・無)	フィブリン塊(有・無)	乳糜(有・無)
原腹水採取量	① 5.6 kg ② 5.2 kg	③ 5.0 kg	④ 4.2 kg
	⇒総量 20.0 kg (19.0 L)	簡易測定⇒TP濃度 0.2 g/dl	

【患者】

体温	静注前: ℃	静注後: ℃	発熱に対する処置(有・無) 有りの場合:
副作用	(有・無) 有りの場合:		

【除水時間】 ＊吸引スタートからの経過時間 【洗浄】

除水量	経過時間	洗浄回数	経過時間
1L 除水	2 分	① 8.7 L 除水時	51 分
2L 除水	5 分	② 11.7 L 除水時	72 分
3L 除水	9 分	③ 16.3 L 除水時	113 分
4L 除水	15 分	④ L 除水時	分
5L 除水	21 分	⑤ L 除水時	分
6L 除水	28 分	⑥ L 除水時	分
7L 除水	35 分	⑦ L 除水時	分
8L 除水	43 分	⑧ L 除水時	分
9L 除水	55 分	⑨ L 除水時	分
10L 除水	58 分	⑩ L 除水時	分
11L 除水	66 分	L 除水時	分
12L 除水	75 分	備考	
13L 除水	82 分	吸引圧: kPa /ポンプ流量: ml/min	
14L 除水	88 分		
15L 除水	99 分		
16L 除水	109 分		
17L 除水	118 分	+0.4	
L 除水	分	4.0+8.0+4.0+0.9+0.9−0.3=19.0	
L 除水	分		
総量 17.9L除水	123 分	洗浄回数	3 回

【濃縮後腹水データ】

処理後腹水量	① kg (0.40 L)	② kg (0.90 L)
	⇒総量 1.3 kg (1.30 L)	簡易測定⇒TP濃度 ① 11.4 g/dl

【手技】 プライミング時間⇒ 分

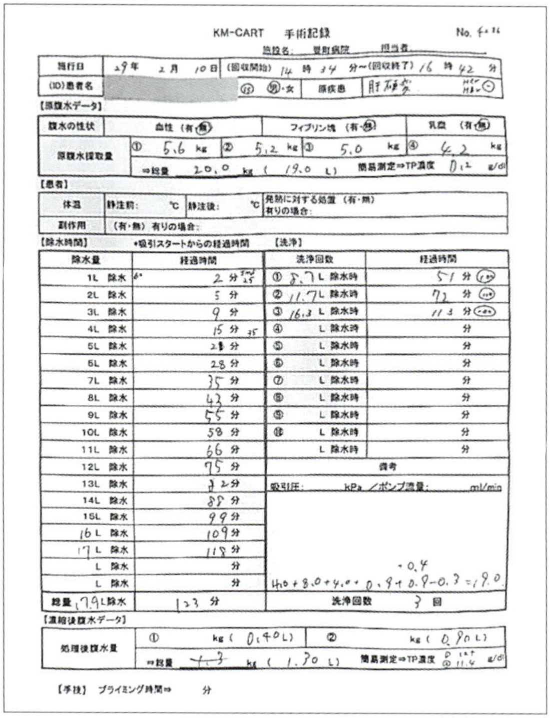

図15 KM-CART®における濾過濃縮経過記録(手術記録)(60歳代, 男性, 肝硬変)

原腹水採取量:20.0kg, 19.0L→1.3L
TP濃度:0.4→1pack目11.4g/dL(0.4L), 2pack目12.0g/dL以上(0.9L)
回収蛋白量:150g以上
膜洗浄:3回
所要時間:123分
大量腹水の場合は, 1バッグ目の腹水が届いたら全量ドレナージを待たずに濾過濃縮を開始する。
1pack目はTP濃度が低くても早く作製し迅速に患者に投与
2pack目はゆっくりと濃縮度を上げてTP濃度を高くする。
(pack:濾過濃縮液用1Lバッグ)

洗浄の繰り返しによる細菌汚染の危険性はなくなる。まず, 濾過膜ファイバー内の濾過ずみの腹水を生食100mLで濃縮膜内へ押し出したのちに, ポンプを停止し濾過濃縮回路をクランプする。腹水洗浄回路のクレンメ解除後, 生食50mLを強く押し込んで濾過膜の孔閉塞を洗浄する。通常は10回で計500mLを使用する。濾過膜が閉塞してくれば, 膜洗浄を繰り返し施行することで大量腹水処理が可能になる。洗浄液排液チューブの先を使用済み腹水回収バッグに接続することにより, バッグごと廃棄可能である(膜洗浄:**動画4**, http://www.jmedj.co.jp/files/premium_blog/klvp/videos/5-4.mp4)。

動画4

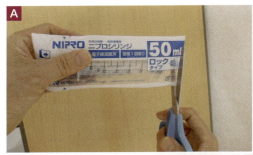
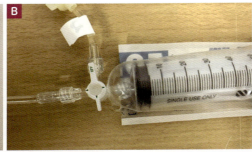
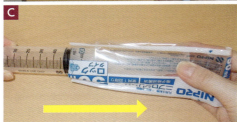
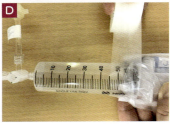
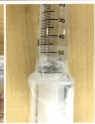
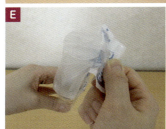
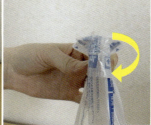
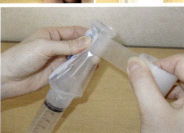
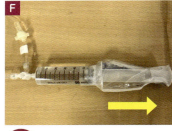
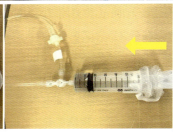
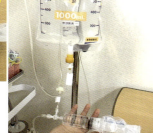

図16 KM-CART® 洗浄シリンジ作製法

A：50mLシリンジ（ロック）の外装をカットする。この際，筒先部分が不潔とならないよう気を付けること。
B：シリンジ筒先に三方活栓に接続。
C：シリンジの押子と共に外装をひっぱり，50の目盛が見えるところまで生食を吸引する（矢印）。
D：シリンジと外装部分をテープを巻き固定する。
E：押子の外装を折り返し（矢印），テープにて固定する。
F：完成。清潔操作でポンピング操作可能（矢印）。

ポイント

- 洗浄時間と処理腹水量を記載しておくことで，膜能力の低下状態，洗浄による濾過能力回復効果がチェックできる。
- 1回の洗浄により濾過膜ファイバー外の腹水約200mLが廃棄されるため，生食200～300mLで腹水貯留バッグ内に押し戻したあとに洗浄操作を開始することで，洗浄操作による蛋白ロスを減量することが可能である。

⑧貯留バッグに腹水がなくなれば，濾過膜洗浄用のシリンジをエアフィルターに変更し，濾過膜内腔に空気中の細菌が混入することを防ぐ。エアフィルターを通した空気で濾過膜・濃縮膜内の腹水を濾過濃縮液回収バッグに回収して終了する。

⑨処理前腹水の蛋白濃度と濾過濃縮液の蛋白濃度を蛋白屈折計（図17）などにより測定し，濾過濃縮処理が適正に行われたどうかを判定する。12g/dL以上測定できない場合は生食にて2倍稀釈して測定する。さらに低濃度の場合には，誤差が大きいため必ず精密検査に提出する。回収蛋白量がCARTの効果に直接つながるため必須の検査である。

⑩作製した濾過濃縮液は，できるだけ早く病棟に運搬する。担当医師のチェックを受けて投与速度の指示に従い点滴静注する。

⑪濾過膜洗浄液を腹水採取バッグなどに回収することで多数の癌細胞，リンパ球を採取でき，オーダーメイド癌治療や癌研究に活用可能である。

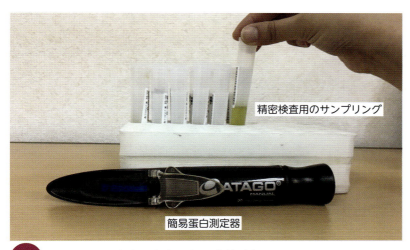

図17 蛋白濃度測定（原腹水・濾過濃縮液）

> **ポイント**
>
> 術前補液と同様に，患者の循環動態と病態（脱水，心不全，腎不全など）に合わせた濾過濃縮が重要であり，臨床工学技士はベッドサイドの担当医師，看護師との密な連携が必須である。

7 腹水性状別（図18）の濾過濃縮処理上の注意点

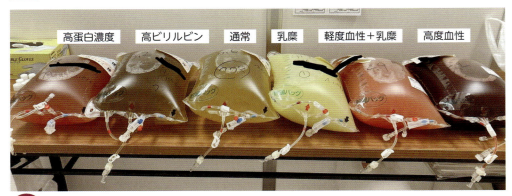

図18 様々な色調の腹水（ある日のKM-CART®症例）

1 血性腹水

新鮮出血による血性腹水では，赤血球は濾過膜にて完全に除去できるが，赤血球が濾過膜の膜孔を閉塞するため頻回の濾過膜逆洗浄が必要になる。腹水中の弱った赤血球は軽度の機械的ストレスでも容易に溶血を起こして遊離ヘモグロビンの産生につながるので，濾過圧を下げるなど腹水へのストレスをできるだけ避けるように工夫が必要である。

出血後時間を経た溶血性腹水では多量の遊離ヘモグロビンが濾過濃縮されるため，濾過濃縮液の点滴静注にて腎不全を引き起こす可能性があり，投与速度の調節（50mL/時前後に下げる）や腎機能低下症例ではハプトグロビン製剤の投与を考慮する。ハプトグロビンは1バイアル2000単位が約4万5千円であり，回収グロブリン5g相当である。ハプトグロビン投与をためらって高価な回収蛋白を廃棄してはならない。当センターの経験では，血中ハプトグロビンによる遊離ヘモグロビン処理において50mL/時前後の緩徐な投与でCART後の腎障害は1例も経験していない。

高度溶血性腹水の胃癌症例では，黒褐色の濾過濃縮液を50mL/時で点滴静注することで腎機能も改善し，多量の自己蛋白も回収できている（**表10**, **11**, **図19**）。また，濾過膜洗浄操作でも新たな溶血を生じており（原腹水：10.2g→濾過濃縮液：4.5g＋洗浄液：8.4g＝12.9g↑，洗浄液の遊離ヘモグロビンが増加），血性腹水にはできるだけストレスを与えないことが重要である（**表12**）。

メモ：遊離ヘモグロビン（free-hemoglobin；F-Hb）

- 分子量65,000（Alb：68,000）。
- 溶血により生じ，腎濾過時に糸球体障害を生じる。
- ハプトグロビンと結合して肝臓でビリルビンに代謝する。
- ハプトグロビンのF-Hb結合能：100〜140mg/dL（1gがF-Hb 600mgと結合）。
- F-Hbの血中濃度上昇→腎糸球体濾過→糸球体障害（尿潜血検査でチェック）→ハプトグロビン投与を考慮する。
- 輸血用血液には大量のF-Hbが含まれている。

表10 高度溶血性腹水症例におけるKM-CART®施行前後の結果（67歳，男性，胃癌）

KM-CART®	腹水量	濾過濃縮液	蛋白濃度（g/dL）		回収蛋白量（Alb＋Glb）
			腹水	濾過濃縮液	
1回目 ・236分 ・洗浄回数14回 ・回収蛋白量206g	11.3L	1,650mL	6.4	12.5	206g
2回目（2カ月後） ・160分 ・洗浄回数11回 ・回収蛋白量135g	9.2L	1,200mL	5.5	11.7	140g

胃癌＋癌性腹膜炎による大量腹水で受診。

表11 KM-CART®前後の血液検査結果（表10と同一症例）

KM-CART®	BUN 施行前	BUN 施行後	CRN 施行前	CRN 施行後	eGFR 施行前	eGFR 施行後	尿潜血 点滴静注中
1回目	36.9	26.0	1.64	0.82	33.8	72.1	±*
2回目	31.9	20.8	1.25	0.69	45.5	87.1	検査なし

＊：ウロペーパー（静注開始後）

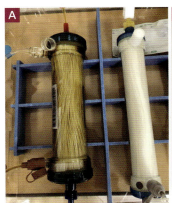
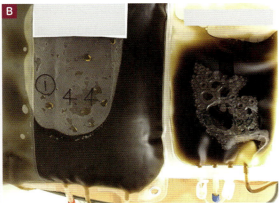
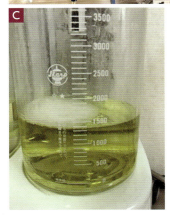

図19 1回目KM-CART®の濾過濃縮経過（表10と同一症例）

A：濾過膜（左），濃縮膜（右）
B：原腹水（左），濾過濃縮液（右）
C：濾過廃液

表12 1回目KM-CART®の遊離Hb測定結果（表10と同一症例）

	遊離Hb濃度	総遊離Hb量
原腹水	0.09g/dL	0.09g/dL × 11.3L = 10.2g
濾過濃縮液	0.27g/dL	0.27g/dL × 1.65L = 4.5g
洗浄液	0.15g/dL	0.15g/dL × 5.6L = 8.4g
濾過廃液	0.00g/dL	0.00g/dL × 11L = 0g

腹水には軽いストレスでも溶血（細胞の崩壊）が生じる。 濾過濃縮液・洗浄液内の総遊離Hb量は12.9gと増加しており，洗浄操作により新たな溶血が発生している。
Hb：ヘモグロビン

2 乳糜腹水

腹腔内のリンパ管破綻に伴うリンパ液漏による乳糜腹水は，高度になると濾過膜の膜孔を閉塞するため頻回の濾過膜逆洗浄が必要になる。

濾過器のfiber外腔の腹水をいったん腹水貯留バッグに生食200〜400mLで押し戻したのちに濾過膜洗浄を行うことで，膜洗浄に伴う腹水ロス（＝回収蛋白量のロス）を軽減できる。濾過膜逆洗浄1回につき約200mLの腹水が廃棄されるため，頻回の膜洗浄が必要な場合には重要な手技となる。

3 粘液性腹水

乳糜腹水と同様に，粘液が濾過膜の膜孔を閉塞するため頻回の濾過膜逆洗浄が必要になる。

腹水を採取時から保温し，プライミング液，膜洗浄用の生食も加温して濾過濃縮処理（保温CART，☞**10章図1**）を行うことで，膜閉塞が軽減され濾過膜洗浄回数が減るため，処理時間の短縮，回収蛋白量の増加につながる。

4 高ビリルビン腹水

ビリルビンはアルブミンと同様に濾過濃縮されるため，添付文書上は血漿総ビリルビン（total bilirubin；T-Bil）5mg/dL以上は要注意とされているが，当センターでは全例（最大27.6mg/dL）で施行している。

注意すべき点は，腹水T-Bil濃度は血漿T-Bil濃度から遅れて上昇してくるため，一般に血漿T-Bil濃度より低いことである。全量ドレナージ＋KM-CART®により肝代謝，利尿の回復，補液での希釈などにより臨床的には

血漿T-Bil値は上昇しない（**図20**）。逆に減黄中の患者では，腹水と血漿の濃度が逆転することがあるので注意が必要である。

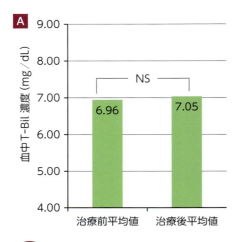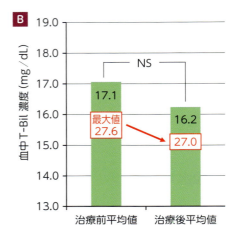

図20 高ビリルビン血症例に対するKM-CART®

A：中等度（5mg/dL ≦ T-Bil ＜ 10mg/dL）（*n* = 45）。
B：高度（T-Bil ≧ 10mg/dL）（*n* = 10）。
NS：有意差なし。
（検定：対応のある t 検定）

5 感染性腹水

癌による腸の通過障害や肝硬変における便秘などで容易にbacterial translocationを生じ，感染性腹水となる。従来型陽圧ポンプ式では細菌は濾過膜で100％除去されるが，エンドトキシンの除去は困難で悪寒や高熱の原因となり，一部の膜の添付文書ではエンドトキシンは禁忌になっている。しかしながら，エンドトキシンを即日に測定できる施設はごく一部で，多くは外部発注検査となり結果判明まで2〜3日を要するためCARTの臨床に則しない。

強制濾過しない低陰圧吸引式のKM-CART®システムでは，99％以上のエンドトキシンが除去可能（**表13**）であり，感染性腹水に対しても安全に施行できるだけでなく，細菌性腹膜炎の治療にもつながる。ただし，産生されたサイトカインは一部濾過濃縮されて発熱，悪寒などの原因となるため，投与前に速効性ステロイド〔メチルプレドニゾロンコハク酸エステル（ソル・メドロール®250〜500mg）〕の静注と点滴静注を緩徐に（50mL/

表13 感染性腹水に対するKM-CART®（マスキュア）（71歳，女性，膵癌）

	原腹水 (6,400mL)	濾過濃縮液 (700mL)
エンドトキシン (pg/mL)	2,000以上	0.8以下
エンドトキシン総量 (pg)	1,280万以上	560以下 (0.004%以下)

入院時血液検査：白血球数8,300/μL，赤血球数376×10⁴，C反応性蛋白3.81mg/dL。
癌性腹膜炎に伴う大量腹水にて紹介入院となった。エンドトキシンは99%以上除去可能である。

時前後）施行することが重要である。

---

6 濾過濃縮液の点滴静注

濾過濃縮液の再静注には循環動態や心不全などの患者個々の病態に応じた調整が必要で，担当医師の指示に従い施行する。通常100mL/時前後で投与する。

投与前に必ず濾過濃縮液の蛋白濃度をチェックする。腹水量が多く，濾過濃縮液が1,000mLを超えると予想される場合には，腹水の半量が処理できた時点で病棟に搬送して早期に点滴静注を始める。濾過濃縮液の2バッグ目は循環動態に応じて点滴速度を50〜80mL/時に遅くする。

一般に，濾過濃縮液の蛋白濃度が高い場合〔総蛋白 (total protein；TP) 15g/dL以上〕には，投与濾過濃縮液量に加えて膠質浸透圧の上昇により，third spaceからの水分の静脈内への流入も増えるため点滴速度を100→80mL/時へ遅くし，蛋白濃度が低い場合には100mL/時前後で投与する。脱水が強く，腎障害がない場合には，患者の体格を考慮して点滴速度を120〜150mL/時に速めて投与し，循環動態が落ちついたら80〜100mL/時に戻す。

① 癌性腹水症例

処理前腹水蛋白濃度の高い癌性腹水では，濾過濃縮液の蛋白濃度が20g/dL以上に上昇することがある。高濃度の蛋白液の投与により血管内の膠質浸透圧が上がり，third spaceから水分を血管内に引き込んでくるため，常に投与量＋αの量負荷を考えておく必要がある。

② 感染性腹水症例など

感染性腹水症例（濾過濃縮液中に炎症性サイトカインが多い），高度溶血症

例（濾過濃縮液中に遊離ヘモグロビンが多い），高度黄疸症例（濾過濃縮液中にビリルビンが多い）では，50〜80mL/時前後で緩徐に投与する。

感染性腹水症例の場合には，サイトカインストームを予防するため，投与前に速効性プレドニン（ソル・メドロール®250〜500mg）を投与し，高熱や悪寒が生じた場合には投与を中止する。

溶血症例でヘモグロビン尿を生じた場合には，ハプトグロビン（ハプトグロビン「JB」）投与を考慮するが，黒褐色の濾過濃縮液の症例においても50mL/時程度の緩徐な点滴静注では腎障害を生じた経験はない。

高度黄疸症例でも50mL/時程度の緩徐に点滴静注を行う。

③ 諸臓器機能が低下している症例

心不全，腎不全，高齢者の場合は，補液だけでなく，濾過濃縮液の投与も緩徐にする（50〜80mL/時）。 一般にはCART施行当日に利尿薬を中止する（腎機能の回復により利尿薬が効きすぎると大量の尿で血圧が下がるなど循環動態のバランスを崩すことがあるため）。

- 心不全患者：入院時からのカテコラミン投与と濾過濃縮液投与開始時からの利尿薬投与により，心負荷を軽減することが安全なCARTにつながる。血圧・尿量などをモニターしながら50mL/時前後で調整する。

- 腎不全で透析中の患者：CART施行後の透析が非常に効果的である。CARTを先行して腹水を除去し，回収蛋白液にて血管内の膠質浸透圧を回復させて浮腫の水分を血管内に引き込むことにより，血液透析による除水も効果的に行える。 透析効果が上がることで腹水貯留も緩徐になり，腎不全合併大量腹水患者には有効な治療法となる。CARTはできるだけ濃縮率を上げて濾過濃縮液量を少なくすることが重要である。濾過濃縮液の点滴中に呼吸状態が悪化した際（肺うっ血）には，ただちに点滴静注を中止して透析による除水を施行する。

8 退院前検査と投薬・生活指導

1 退院前検査

退院前には，全身状態と苦痛症状の改善程度をチェックするとともに，血液検査を行い過度の貧血の進行や，腎機能の悪化がないことを確認する。

① 全身ならびに腹部診察

腹部膨満感の改善など症状緩和効果をチェックする。患者によって，特に高齢者では呑気症にて翌朝には腸管ガス貯留による腹満感が再燃することがあり，腹水の再貯留か？　という患者の不安につながる。打診結果や状態によっては腹部エコー検査にてガス貯留であることを確認後，体を動かし排ガスを促すことで解消することを説明する。便秘傾向の患者には，必要に応じて緩下薬の処方や食生活などの生活指導を行う。

② 血液検査

術前からの補液と濾過濃縮液の点滴，膠質浸透圧の上昇に伴い浮腫の水分が血管内へ移動して希釈が生じ，Hb値が通常1〜2g/dL低下する。術前の高度脱水や大量腹水（濾過濃縮液量が多くなる）では，術前値より2g/dL以上低下することもある。過度の低下は腹腔内出血などを疑い，腹部エコー検査を施行して高輝度の液体貯留がないことを確認する。あるいは，退院を1日延期して再度血液検査を行い，貧血の進行がないことを確認し，必要に応じて輸血を行う。単なる希釈であれば，利尿に伴い血液は濃縮されてくるのでHb値は回復してくる。

他に肝機能，腎機能や電解質，TP，Alb値などを術前と比較する。TP，Alb値は，検査前値は脱水による濃縮にて本来よりも高値になっていること，補液による希釈，膠質浸透圧の上昇に伴う浮腫の水分の血管内への移動による希釈にて回収点滴した蛋白量が少ない場合にはかえって低下することがあるが，2〜3日後には利尿による濃縮にて蛋白濃度は上昇してくる。一般的なアルブミン点滴のように，投与すればAlb値が上がるのとは体内の状態が違うことを理解すべきである。

2 投薬

① 利尿薬

一般に，癌性腹水に利尿薬は効かないとされ，食欲不振から脱水傾向の患者には投与されないことが多い。CARTにより食欲が回復し腎機能が悪くない場合，少量の利尿薬〔フロセミド（ラシックス®）10〜20mg，スピロノラクトン（アルダクトン®A）25〜50mg〕投与は腹水の再貯留速度を遅くするのに効果的と考える。

② 緩下薬

腹水貯留による腸管浮腫，癌性腹膜炎，オピオイド投与などによる便秘や腸管ガス貯留患者に対しては，緩下薬を少量から投与する。腸管運動刺激性の緩下薬は，腹膜播種による通過障害がある場合には腹痛が悪化するので注意する。オピオイド使用症例では，経口末梢性μオピオイド受容体拮抗薬のナルデメジントシル酸塩（スインプロイク®）投与を考慮する。

③ 鎮痛薬

腹水による腹部膨満感が解消されると，本来の癌による痛みが顕在化する場合があり，CARTで腹痛が緩和されないと訴える患者もいる。腹水が原因の痛みではなく，癌の浸潤に伴う癌由来の痛みであることを説明し，非ステロイド性抗炎症薬（non-steroidal anti-inflammatory drugs；NSAIDs）などの鎮痛薬やオピオイドの調整を行う。

3 患者指導

① 食事指導：栄養食品の摂取

癌患者では食欲が落ちていることが多いため，過度の塩分・水分制限を行わず，まずは食べられるものに加えて栄養の補充として液体やゼリー状の栄養補助食品などを摂取するように勧めている。また，血漿蛋白濃度の低い患者においては，プロテイン粉末（ホエイプロテイン）の摂取が血漿蛋白濃度の改善に効果的である。朝にペットボトルに溶解しておき，食事，3時のお茶，コーヒー以外の水分摂取ではできるだけプロテイン溶解液を摂取してもらうことで，効率的な血漿蛋白濃度の改善が得られる。

② 食事指導：塩分・水分摂取制限

塩分・水分摂取量について，患者の病態に応じた説明が必要である。過度の塩分制限では食欲不振をさらに増悪させることもあるので注意を要する。水分制限も，患者の飲水量をチェックしたあとに指導する。特に癌性腹水患者では，前述のように食欲が落ちていることが多く，病態に応じた飲水指導が重要である。末期患者では自由に食事・飲水をしてもらい，腹水が溜まればいつでもドレナージ，CARTで対応できることを伝えて患者・家族に安心感を与えることも必要である。

③ 次回受診についての説明

CARTは2週間に一度保険治療が可能であることや，腹水貯留状態，症状などを考慮して次回の腹水治療のタイミングについて説明しておく。定期的に施行している患者では，次回CARTの予約を取っておくと患者も安心して在宅療養が継続できる。

2週間も我慢できないという場合には，外来にて腹水ドレナージができること，腹水を廃棄せずに血液保管庫に低温保存して次回のCARTで同時に処理可能（☞ **10章4「低温保存CART（cold storage；CS-CART）」**参照）であることを説明することにより患者・家族の不安が軽減する。腹水を捨てる＝身体が弱ることを心配している患者・家族は多いのである。

9 各職種の役割

1 医師の役割

医師の最も重要な役割は，CART治療全体の総指揮者となって，担当患者個々の状態ならびにCART治療を把握して看護師，臨床工学技士に的確な指示を出すことである。外来受診時の患者の状態から治療の優先順位，入院日を決め，入院時の身体診察，画像検査結果などからCARTの治療方針を立てる。当日，複数症例の治療がある場合には，患者の全身状態や腹水量などを考慮してドレナージの順番を決めることが必要である。

常に看護師，特に臨床工学技士とコミュニケーションを図るとともに，濾過濃縮処理の現場に適宜足を運んで濾過濃縮処理過程を理解し，患者の病

態に適した濾過濃縮の指示（脱水が強いので濃縮度は低くてよいから早く戻してほしい，心不全・腎不全があるからできるだけ除水して濾過濃縮液の量を少なくしてほしいなどの具体的な要望）を臨床工学技士に伝えることが重要である。技師の多くは，濾過濃縮に関して担当医師からの具体的な指示が欲しいと考えている。また，患者の病態，腹水性状などから点滴速度の指示を出すと共に，発熱や血圧低下など予測される事項を看護師に伝えて，緊急時の連絡や対処法について事前に確認しておく。

2 看護師の役割

CARTにおける看護師の役割はきわめて重要で，患者が安心して治療を受けるために必要ないくつかのポイントがある。

CART初回の患者では，特に穿刺時の痛み，ベッド上の安静，トイレなどに不安を持っていることが多く，あらかじめ治療の流れについて説明し，質問を受けたらさらに説明して患者の不安を解消しておく。穿刺開始前に必ずトイレをすませておくよう指導することも重要である（☞**資料2，P120**）。

また，内服薬を確認して担当医師に報告し，利尿薬，抗凝固薬などの中止指示を受けておく。

大量ドレナージのCARTでは，患者の循環動態の変動が大きく，血圧低下や腸蠕動の亢進による腹痛などを生じてくる。したがって，担当医師と密な連絡を取り，患者の病態，腹水の量や性状からドレナージ・濾過濃縮液点滴静注中に生じる事象の対処法についてあらかじめシミュレーションを行っておくことが重要である。当センターでは，スタッフの経験によらず最良の医療を提供できるようCART診療パス（☞**資料2，3，4，P120～122**）を活用している。

① CART施行における看護師の動き

入院時

- 入院時にCART診療パスに従って治療の流れを患者に説明する。特に初回の患者では，治療内容や治療中の食事・トイレなどの不安が強いので丁寧に説明する。不安や質問内容について適宜，担当医師に報告する。
- 内服薬をチェックの上，マニュアルに沿って利尿薬や降圧薬の内服指示を行う。また抗凝固薬，抗血小板薬が外来での指示通りに内服中止されているかをチェックし，そのまま内服されている場合には担当医師に報

告する。

ドレナージ中

- ドレナージ中はバイタルサイン，補液の滴下速度，腹水の流出状態，患者の体位，チューブの固定状態などをチェックし，血圧低下などの場合には迅速に担当医師に報告し指示を仰ぐ。ドレナージ中のトイレはできるだけベッド上で行い，不可の場合にはベッドサイドのポータブルトイレで行う。ポータブルトイレに移動する際は見守り，介助を行いドレナージチューブが抜けないように注意する。

- 腹水の滴下速度が遅くなった場合，腹水がなくなったのか，ドレナージチューブが腹水の排出により屈曲しているのかを判断する。カテーテルを2cm抜去して屈曲を解除しても排出なく，腹部も平坦になっている場合には腹水はほぼドレナージできている。腹水の残存が判定できない場合には，担当医師に報告してエコー検査でチェックする。

- 腹水ドレナージが終了したら，カテーテルを抜去する。穿刺部を上にして患者の人差し指の先で10分ほど圧迫してもらい，腹水の漏れを止めてからガーゼで圧迫しておく。2〜3時間後，腹水が漏出せず，穿刺部が乾燥していることを確認後，アロンアルフア®で被覆する。浮腫の強い腹壁や，12Frのカテーテルを使用した場合に腹水が漏出することがあり，担当医師に報告してヘルフクレンメ（図5）の装着や3-0ナイロン糸で縫合する。

ドレナージ後

- 大量の腹水ドレナージ後は，腸蠕動の回復による腹痛や下痢，嘔気などの消化器症状や，肋骨痛など術前にはない痛みが出ることがあるので注意する。また，全量ドレナージ＋CARTにより利尿が回復するが，ドレナージ当日，トイレの際は必ずナースコールで呼んでもらい付き添うか，ベッドサイドでポータブルトイレにしてもらう。トイレから立ち上がる際に反射性の血圧低下を起こし転倒することがあるため，ドレナージ直後で濾過濃縮液の点滴が終了していない時間帯は特に注意する。

- 濾過濃縮液の点滴開始後15分までは5分おきにバイタルチェックを行い，発熱や悪寒などに注意する。発熱時は早めに解熱薬を投与するとともに担当医師に報告する。感染性腹水の場合，濾過濃縮されたサイトカインによる高熱，悪寒が生じる場合があり，担当医師の指示のもと速効性ステロイド（ソル・メドロール®250〜500mg）を静注する。常に患者の全身状態，呼吸状態などに注意するとともに，患者の声に耳を傾けて，必要な場合には速やかに担当医師に報告して指示を仰ぐことが重要である。

退院時

- 退院時のサポートや，家族の質問などに対応し，適宜担当医師に報告する。
- 自宅で腹水が漏れた場合の対処法や連絡方法，次回CARTの予約手順などについても説明する。

② 腹水ドレナージ，濾過濃縮液の点滴静注における看護師の注意点

腹水ドレナージ中および直後

- ドレナージが順調に行われているか腹水の滴下を確認する。
- ドレナージ中のバイタルチェックをする。
- ドレナージチューブの固定とチューブの体外長を常にチェックし，体動などで抜けていないかを確認する。
- ドレナージ直後は急な坐位や立位などの体位変換で血圧が急低下することがあり要注意である。トイレの際はベッド上かポータブルにして看護師が立ち会うほうがよい。特に大量ドレナージ後のトイレへの歩行時，便器からの立ち上がり時に転倒する症例を経験しており，必ずナースコールで呼んでもらって看護師が立ち会うように指導している。

濾過濃縮液の点滴静注

- できあがった濾過濃縮液は，担当医のチェックを受けて点滴速度の指示を受ける。必ず輸血用の点滴回路を使用して速やかに患者に点滴静注する。
- 輸血と同様に，濾過濃縮液バッグのネームタグと患者の名前をダブルチェックで確認してから投与を行う。
- CARTにおいて最も頻度の高い副作用は発熱，悪寒であり，点滴開始後15分以内に生じる。したがって，点滴開始時は指定速度よりも緩徐に滴下させるとともに，投与直前，投与5分後，10分後，15分後に必ず患者の状態観察とバイタルチェックを行う。身体に変調をきたした場合にはナースコールを押すように患者に説明して，手元に持たせておく。異変があった場合には点滴静注を止めて担当医師に連絡し，迅速に対応を行う。

3 臨床工学技士の役割

CART膜・回路を組み立ててプライミングを行い，濾過濃縮処理を行うのが主な業務であるが，患者に最良のCARTを提供するためには入院時からの患者への関わりが重要である。

① CART 施行における臨床工学技士の動き

入院時

- CART 施行前日，複数回施行患者では前回の記録にて総腹水量，洗浄回数，所要時間などを確認し，翌日の CART の施行予定を立てる。

ドレナージ中

- 腹水ドレナージ中に訪室し，患者に挨拶するとともに全身状態，腹水の貯留状態と性状，腹部膨満感の程度などをチェックする（情報収集）。
- 血液検査，胸部単純 X 線写真などから，担当医師や看護師と個々の患者に合わせた保温処置や濾過濃縮プランを確認しておく。大量腹水で脱水が強い場合には，1 バッグ（約 5L）ドレナージ時に濾過濃縮処理を開始し，できるだけ早く病棟に濾過濃縮液を届ける（病棟では濾過濃縮液を点滴しながら残りをドレナージする）。心不全や腎不全の患者では，できるだけ濃縮率を上げて総濾過濃縮液量を少なくする。

濾過濃縮処理中

- 濾過濃縮処理は担当医師と随時相談して処理する（大量，血性，粘液性など）。
- 濾過濃縮経過記録（手術記録）を作成する。

濾過濃縮後

- 濾過濃縮液の蛋白濃度をチェック後バッグに記載し，病棟へ運搬し，看護師に引き継ぐ。
- 濾過濃縮処理後，濾過濃縮前後の腹水検体を検査に提出する。濾過濃縮記録の整理後に訪室し，患者の状態の改善ならびに症状緩和の程度などを確認する。

退院前

- 退院前の血液検査データを整理しておく。

② CART 施行における臨床工学技士の注意点

- 担当医師と密な情報交換を行い，患者の状態（特に循環動態）に合わせた濾過濃縮処理と濾過濃縮液の速やかな点滴静注を行えるように心がけることが最も重要である。
- 血液検査データ，胸部 X 線写真などをチェックし，ドレナージ中に訪室して全身状態と腹水性状を把握しておく。
- 担当医師と個々の患者の濾過濃縮の方針を確認する。濾過濃縮中は必ず CART の手術記録である濾過濃縮記録（**図21**，**☞資料1，P119**）を作成し，1L の濾過濃縮にかかる時間と濾過膜洗浄のタイミング（開始からの

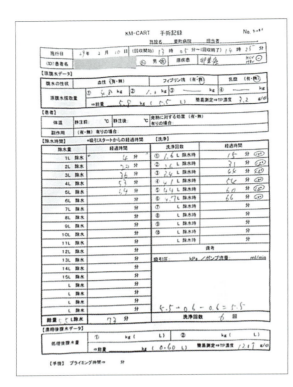

図21 KM-CART®における濾過濃縮経過記録（手術記録）（50歳代，女性，卵巣癌）

原腹水採取量：5.8kg（5.5L）→0.6L
TP濃度：3.2→12.0g/dL以上
回収蛋白量：72g以上
膜洗浄：6回
所要時間：73分
洗浄回数が多く，次回からは保湿CARTを行う方針。

時間，何L処理時）を記録しておく。

- 原腹水蛋白濃度と濾過濃縮液の蛋白濃度（TP，Alb値）を必ず測定する。外部発注などで結果判明に時間がかかる場合には，簡易測定器にておよその値をチェックすることでCARTの効果（だいたいの回収蛋白量）と適正な濾過濃縮ができているか否かの判断が可能になる。当センターでは，濾過濃縮中の簡易測定に加えて外注検査を行い，外注検査結果を最終データとして記録している。2回目以降の症例では，必ず前回の濾過濃縮記録を参考にして濾過濃縮の方針を決定する。

- 看護師と密な連絡を取り，患者の血圧が低い場合には，その時点で作製できている蛋白濃縮液を迅速に病棟に運び，担当医師の指示のもと点滴静注中の細胞外液に替えて点滴静注する。

- 一般に臨床工学技士は，処理前腹水量の1/10に濃縮，濾過濃縮液の蛋白濃度をアルブミン製剤と同じである20g/dLに濾過濃縮するよう指導されているが，患者の循環動態や病態を無視した画一的な濾過濃縮処理はまったく意味がないだけでなく，患者に不利益を与える場合もある。臨床工学技士が濃縮処理をしている間に，ベッドサイドでは血圧を維持するために点滴（水分投与）が行われているのである。

- 心機能・腎機能が保持されている患者：多少蛋白濃度が低くてもできるだけ早く濾過濃縮液を点滴するように心がけ，除水は患者本人の腎臓に任せるべきである。
- 心不全・腎不全の患者：時間がかかってもできるだけ濃縮率を上げて，患者に負荷がかからないように総量を少なくする工夫が必要である。したがって，濾過濃縮に携わる臨床工学技士は担当医師，看護師とできるだけ密な連携を保ち，患者個々に適したオーダーメイドの濾過濃縮処理に努めることが重要である。

4 職種間の協力体制

CARTにおける医師，看護師，臨床工学技士の注意ポイントを記載したが，お互いに密に連携を取って患者の情報を共有し，協力して行うことが安全で効果的なCARTの施行に最も重要である。日頃から連携を取り，部署間の垣根を越えて気軽に協力・相談し合える関係性の構築しておく。医師はCARTの責任者として，濾過濃縮の現場にて処理過程の確認と理解が重要である。決して臨床工学技士任せにしてはならない。現在，ほとんどの施設で濾過濃縮処理が臨床工学技士任せになっていることが，患者主体のCARTを施行できない最大の原因である。多くの臨床工学技士がどのような濾過濃縮が必要かについて担当医師から明確な指示がないため困っているのが現状である。

6

癌患者への KM-CART®

1 癌と腹水

癌患者は癌種・進行度により，全身状態だけでなく，腹水性状も血性・粘液性・乳糜など様々である（☞ **5章図18**）。したがって，患者の全身状態と腹水性状に合わせたCARTの施行が重要になる。

1 癌患者の特性

癌患者は，癌種や癌の進行度，浸潤臓器などにより様々な病態をとるため，注意が必要である。

一般に，消化器癌では消化管の通過障害が生じやすいため経口摂取が十分でない患者が多く，脱水，低栄養，電解質異常などの有無とその程度に気をつける。腫瘍からの消化管内出血や腹腔内出血により貧血に陥っている症例も多い。

化学療法中の患者では，抗癌薬の副作用として貧血や白血球数減少がみられることがあるので注意が必要である。

癌そのものや腹膜播種によるイレウスにおいてガスで結腸が拡張している場合には，腹水のドレナージで腹腔内圧が下がり，ガスの膨張による結腸の急速な過拡張に伴う腸管穿孔・破裂が生じることがあるため，厳重な監視下で少量ずつドレナージする必要がある。

2 癌患者の症状の特性

腹水を有する癌患者は病態・症状がきわめて多様であり，術前の診察や検査などで病態を詳細に把握することが安全なCARTの施行に重要である。

癌性腹水患者の症状（腹部膨満感，腹痛など）は，腹水貯留による症状に癌の浸潤・転移による症状が混在している。CARTにより腹水が原因の症状は緩和できるものの，癌の浸潤・転移が原因の症状は緩和されないだけでなく，イレウスなどでは悪化することもある。術前にCT検査などで癌の浸潤・転移の状態を正確につかんでおき，CART後に残る症状について説明できるようにしておくことが重要である（「CARTで症状がすべて緩和できる」と考えている患者が多いので要注意）。

3 癌性腹水の特性

癌性腹水の性状は癌種，浸潤程度などによって様々である。癌の腹膜や臓器への浸潤で生じる血性腹水，リンパ液を混じる乳糜腹水，卵巣癌や虫垂癌などで頻度が高い粘液性腹水などがあるため，腹水性状に応じたCARTの工夫が必要とある。

また，癌細胞や赤血球，白血球などの細胞成分に加えてアルブミンやグロブリンなどの蛋白濃度が高いために濾過膜閉塞を生じやすいだけでなく，腹水に高い圧ストレスを加えると細胞崩壊や刺激によるエクソソームや，インターロイキンなどの放出による発熱や悪寒などの副作用の原因となるため，濾過濃縮操作において腹水にできるだけ圧ストレスをかけない工夫が必要である。

ポイント

- 癌性腹水は癌性腹膜炎に伴う滲出性腹水が多いため，一般に蛋白濃度，フィブリン濃度が高い。したがって，濾過膜が閉塞しやすいだけでなく，濃縮に伴いフィブリンの析出などを生じる。膵癌の一部では，腹膜播種ではなく門脈狭窄に伴う門脈圧亢進による漏出性腹水の場合があり，肝性腹水と同様に膜閉塞が少なく，濾過濃縮処理が容易である。
- 卵巣癌や虫垂癌などでは，癌細胞から分泌される粘液により粘度の高い腹水が生じるため，濾過膜が閉塞しやすい。
- 癌の腹腔内臓器への転移・浸潤により，血性や乳糜腹水（癌による腹腔内リンパ管の破綻が原因）が生じて濾過膜が閉塞しやすい。
- 癌に対する免疫応答として腹水中へのリンパ球などの白血球浸潤が増加して，腹水中にサイトカインが多くなり，一部は濾過濃縮されて発

熱の原因などになる。

- 腹水中には弱った癌細胞や白血球が多数存在するため軽度の圧ストレスでも細胞が壊れ，漏出したエクソソームやサイトカインなどにより発熱・悪寒戦慄などの原因になる。したがって，できるだけ腹水側に圧ストレスをかけない濾過方法をとることが，副作用の少ない安全なCART施行につながる。

2 癌治療への活用

1 抗癌治療への活用

一般に，癌治療施設においては，進行癌で腹水貯留によるつらい症状が出てくれば，化学療法は中止となり緩和ケアへの移行を勧められる。そのため患者は生きる希望を失ってしまう。

しかしながらKM-CART®では，腹水に起因する苦痛症状は1日で緩和可能である。迅速かつ効果的な症状緩和により，食事や旅行などで残された時間を有効に楽しむことができるだけでなく，化学療法などの抗癌治療再開が可能になる患者も少なくない。したがって，腹水が貯留したら即化学療法を中止するのではなく，まずKM-CART®にて症状緩和を行った上で化学療法などの抗癌治療の継続について再検討すべきである。

ポイント

- 腹水治療でも全身状態の改善なく，癌そのものが原因で全身状態が悪化している場合には緩和ケアへ移行する。
- 腹水治療にて症状緩和されて全身状態，闘病意欲が回復すれば，患者の希望に添って化学療法を再開する。

2 化学療法への活用

大量の腹水存在下では，強い腹部膨満感や嘔気などにより経口摂取が困難になり，尿量も低下してくる。このような状態では，内服の抗癌薬や，利尿を必要とする抗癌薬も投与困難になる。腹水の全量ドレナージ＋KM-

CART®により，症状緩和と栄養・免疫・腎機能が回復したあとであれば，上記薬剤がより安全で効果的に投与可能となる。腹水が再度増量すれば，KM-CART®を繰り返し施行（2週間に一度で保険適用）することで化学療法の長期継続も可能となる（後述の☞「4 癌性腹水への有効症例」参照）。

① 化学療法とCARTの併用

近年，CARTが化学療法との併用で有効とする報告が増えており，大量腹水を有する癌性腹膜炎症例に対しても積極的に施行されるようになってきている。特に腹腔内化学療法との併用効果が期待されており，今後，ランダム化比較試験（randomized controlled trial；RCT）などによるエビデンスの構築が強く望まれる。

化学療法とCARTの併用においては，腹水中の薬剤が濃縮されて血中に再静注されることによる副作用が懸念されるが，これまでにその報告はない。

② 薬剤とアルブミンの結合

蛋白（主にアルブミン）に結合した薬物は，薬理活性（抗腫瘍活性）を発現できず，代謝も排泄もされない。ただし，この蛋白結合は，一定の結合定数で結合型と遊離型（非結合型）が平衡状態を保っているので，遊離型が消費（代謝・排泄）されると結合型から遊離型が供給されることになる。

腹水症例では，血中の抗癌薬の一部が腹水中に漏出し腹水中アルブミンと結合するが，結合率は薬剤によって異なる。CARTでは，アルブミンと結合していない遊離型の薬剤は濾過されてしまい濃縮されない。

一方，アルブミンと結合した薬剤は濾過濃縮されるが，腹水中アルブミン濃度は血中よりも低値であり回収されるアルブミン結合薬剤はさらに少なくなる。したがって，本来は血中にあるべき薬剤が一部腹水中に漏出し，その一部が回収されて血中に再静注される。それも抗腫瘍活性のない結合型である。さらに，CARTの濾過濃縮液は5～6時間以上かけてゆっくりと静注されるため化学療法中のCARTによる副作用は心配ないものと考える。

③ 薬剤投与前のCART施行による治療効果

一部の抗癌薬（シスプラチン，オキサリプラチン，ドセタキセル，パクリタキセルなど）は，アルブミンなどの血漿蛋白と70％以上の高い結合率を示す。したがって，腹腔内化学療法との併用では全量ドレナージの上，CART先行で腹腔内投与することで，薬剤濃度の維持だけでなく，遊離型

が増加するため抗腫瘍効果の増強が期待できる。

また，腹水全量ドレナージにより，腹腔内の癌細胞だけでなく，サイトカイン，血管内皮細胞増殖因子（vascular endothelial growth factor；VEGF）などを減少させ，治療効果の向上，腹水再貯留の抑制が期待できる。

ポイント

- 全量ドレナージ＋KM-CART®により，腹水に起因する強い腹部膨満感，呼吸苦などが迅速に緩和され，闘病意欲も回復し，化学療法が継続可能になる。また，消化管機能の回復により内服抗癌薬の吸収も回復する。
- 栄養・免疫状態が回復することで，化学療法の継続が可能になる。
- 特に腹腔内化学療法では，腹腔内から癌細胞，サイトカインなどが減少するため，薬剤が効きやすくなる。KM-CART®の繰り返し施行のみで腫瘍マーカーが低下した症例も経験している。
- 腹水をドレナージすることで腹水中に拡散していく抗癌薬が減り，血中薬剤濃度は維持される。
- 大量腹水貯留癌患者においては，積極的に全量ドレナージ＋KM-CART®を行ったうえで化学療法を継続すべきである。

④ 胃癌症例における腹腔内化学療法

近年，胃癌の癌性腹膜炎に対する腹腔内化学療法が先進医療に指定され，腹水の消失のみならず，細胞診の陰性化，腸閉塞の改善など高い奏効率が報告されている。

今後，胃癌以外の癌種においても腹腔内化学療法の施行が増加してくると考えられ，KM-CART®の癌治療への活用がいっそう進むものと考える。

---

3 手術への活用（卵巣癌など）

腹水は手術の開腹時に廃棄されているのが現状であるが，自覚症状に乏しく発見が困難な卵巣癌は腹水から発見されることが多い。術前にKM-CART®を施行することで患者は苦痛が緩和された状態で手術当日を迎えることができるだけでなく，術中に大量腹水を急速廃棄しないために血圧低下などの合併症も予防でき，安全な術中管理が可能となる。さらには腹水から回収した大量のアルブミンとグロブリンを補充することで感染症や

縫合不全などの術後合併症発症率の低下につながる。卵巣癌以外の腹水症例でも，術前にKM-CART®を施行することが勧められる。

4 オーダーメイド癌治療への活用

腹水には多数の癌細胞とそれに対する体の免疫反応であるリンパ球やマクロファージ，サイトカインなどが含まれている。これらは採取・解析が容易であるため，今後の癌研究，癌治療の開発にきわめて有用と考える。腹水の全量ドレナージ＋KM-CART®にて回収可能な癌細胞数は，全癌種で50万個を超えている（図1）。さらに，腹水中の癌細胞は生存能力が高く培養も容易なため，オーダーメイド癌治療や様々な癌研究，さらには創薬への応用が可能である。

① 樹状細胞ワクチン療法への活用

KM-CART®の濾過膜洗浄液からは多数の癌細胞，リンパ球が回収可能である。卵巣癌，膵癌，胃癌などでの回収癌細胞数は全例で50万個以上であり，この回収癌細胞をそのままライセートして，樹状細胞ワクチン療法の抗原として用いることができる。

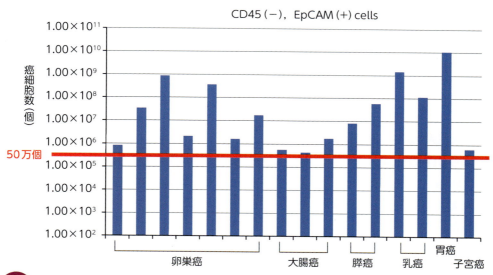

図1 KM-CART® 回収癌細胞数

CD45：造血細胞のマーカー，EpCAM：上皮細胞接着分子

現在の樹状細胞ワクチン療法はほとんどがWT1という人工抗原を使って作製されている。手術などで摘出した標本から患者本人の癌細胞を使う場合もあるが，結合組織や筋肉組織などの癌細胞以外の成分が多量に含まれた組織を混在させて抗原としているため，癌抗体としての純度が低くなり効果が下がるのが問題である。

腹水から採取された癌細胞はもともとバラバラで腹水中に存在しているため純化が容易である。筆者は九州大学，免疫療法企業と共同で癌細胞を99％に純化する方法を開発し，純化癌細胞による樹状細胞ワクチン療法の臨床応用を始めている。

純度の高い自己の癌細胞を直接抗原とする樹状細胞ワクチン療法は，様々な癌種において効果が期待できるものと考えられる。また，腹水中のリンパ球を解析したところ，腫瘍浸潤リンパ球（tumor infiltrating lymphocyte；TIL）と同様に多数の腫瘍反応性T細胞が確認されており，癌治療への活用が期待されている。

樹状細胞ワクチン応用症例（30歳代，女性，大腸癌）

原発巣切除後，肝転移などに対して全身化学療法を4年9カ月・24クール施行後，大量の腹水貯留により化学療法が中止になり緩和ケア移行となった。

10LのKM-CART®施行後に食欲が回復し歩行可能となったため，2回目のKM-CART®から回収した$14×10^7$個の癌細胞から樹状細胞ワクチンを作製した。

2週間に一度，10L前後の腹水に対してKM-CART®とワクチン接種を繰り返した結果，肝転移巣破裂により急変するまでの5カ月間，在宅での日常生活が可能であった。

② 薬剤感受性試験への活用

腹水からの回収癌細胞は，手術で採取した癌細胞に比べて非常に生命力が強く，培地に入れると急速に増殖する。この癌細胞を使って薬剤感受性試験を行えば無駄がなく，化学療法の効果が期待できる。今後，症例を積み重ねるとともに有効性を検証し，広く普及すべきと考えている。

③ 癌性腹水に対する治療戦略

筆者の考えるKM-CART®を活用した癌性腹膜炎に対する治療戦略を**図2**に示す。腹水を伴う患者では，まずKM-CART®で症状緩和，栄養・免疫状態ならびに闘病意欲を回復し，腹腔内環境を改善したのちに化学療法など

の抗癌薬治療を開始・再開する．また，回収癌細胞を活用したオーダーメイド癌治療を積極的に活用する（図3）．

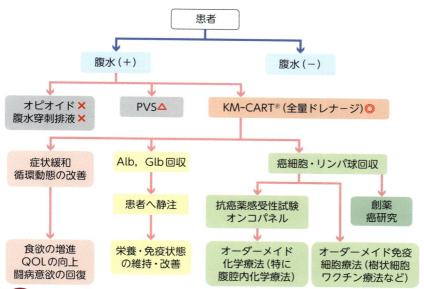

図2 KM-CART®による癌性腹膜炎に対する治療戦略

PVS：腹腔・静脈シャント術，Alb：アルブミン，Glb：グロブリン
〔Matsusaki K：Novel cell-free and concentrated ascites reinfusion therapy (KM-CART) for refractory ascites associated with cancerous peritonitis: its effect and future perspectives. Int J Clin Oncol. 2011;16(4):395-400より作成〕

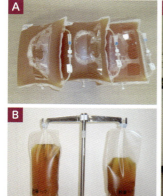
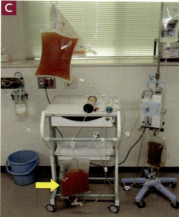
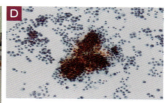

図3 癌性腹水の活用（40歳代男性，胃癌）

A：腹水13.1Lのドレナージ→症状緩和・闘病意欲の回復．
B：濾過濃縮液1.7L（回収アルブミン85g，グロブリン85g）→栄養・免疫状態の回復．
C：KM-CART®システム．濾過膜洗浄液（矢印）．
D：濾過膜洗浄液中の多数の回収癌細胞とリンパ球→オーダーメイド癌治療・癌研究への活用．

2021年,『腹膜播種診療ガイドライン 2021年版』(日本腹膜播種研究会) に癌性腹水治療としてKM-CART®が記載され,『International Journal of Clinical Oncology』に論文が掲載された。全量ドレナージ＋KM-CART®の効果は国際学会や中国でも評価・注目されており, 今後, 癌治療に必須の治療になるものと考える(**図4**)。

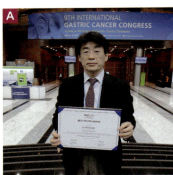
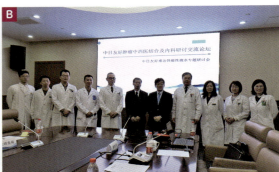
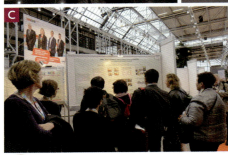
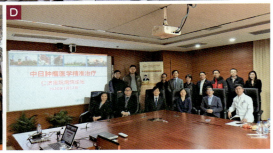

図4 海外におけるKM-CART®の評価

A：第9回国際胃癌学会(韓国)ベストポスター賞を受賞(2011年4月23日)
B：天津医科大学腫瘤医院招聘講演(2019年3月15日)
C：ヨーロッパ臨床腫瘍学会(ESMO2016)ポスター発表(2016年10月9日)
D：上海交通大学医学院招聘講演(2020年1月12日)

3 癌研究への活用

KM-CART®回収癌細胞の培養結果では，培養翌日には多数の癌細胞が生着，スフェロイド形成を認め，8日後には盛んな増殖を示しており，抗癌薬感受性試験や種々の癌研究に活用可能である。

従来の手術で採取した癌細胞は，長時間の血流遮断後に切除された標本に含まれておりほとんどが瀕死の状態で，手を尽くしてケアしても培養するのが困難であった。一方，KM-CART®による腹水回収癌細胞は生命力が強く，培養培地に移すと翌日にはスフェロイドを形成し，その一週間後には急速に増殖する（図5）。

2024年現在，国立がん研究センター研究所との共同研究で，KM-CART®回収癌細胞から80株の胃癌細胞株が樹立されており，分子標的薬の開発が進行している。2016年からは膵癌，卵巣癌を加えて計7億円の予算で創薬に向けた癌細胞のバンク化（240株）が進行しており，今後，日本発のゲノム創薬や種々の基礎・臨床研究への活用が期待されている（図6, 7）。

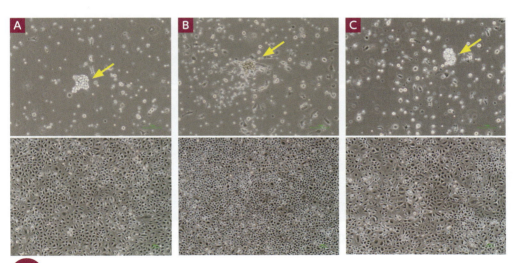

図5 KM-CART®回収癌細胞の培養結果（上：1日後，下：8日後）

A：胃癌（63歳，女性）
B：膵癌（63歳，男性）
C：S状結腸癌（45歳，男性）
矢印：スフェロイド形成

（画像提供：国立がん研究センター研究所遺伝医学研究分野　佐々木博己先生）

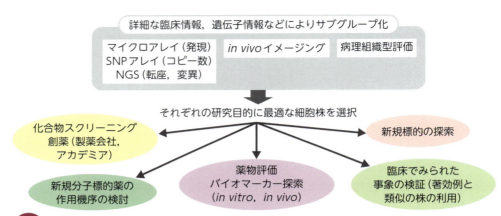

図6 作製した癌細胞株の創薬研究への活用

2024年時点において，胃癌細胞株は80株樹立され，3社で6新規分子標的薬について共同研究が進行中である。
SNP：一塩基多型，NGS：次世代シーケンサー

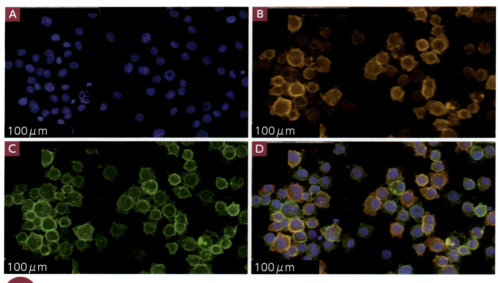

図7 胃癌腹水の蛍光二重染色（低倍率）

A：核染色（Blue）
B：EpCAM（Red）
C：ターゲット蛋白（Green）
D：A〜Cを重ねた画像
スライドスキャナーによりスキャンした画像である。
EpCAM：上皮細胞接着分子

4 癌性腹水への有効症例

症例①乳癌（60歳代，女性）

大量の腹水に対して週3回，1.5L/回の定期的な腹水ドレナージを繰り返し施行していたが，腹水増量による強い腹部膨満感で食事がまったくとれなくなり，「これ以上の腹水ドレナージはできない」と言われ車いすにて当センター受診。
8.6LのKM-CART® を施行し，翌日には独歩にて退院可能となった。KM-CART® の4日後には，長らく諦めていた趣味のゴルフを18ホールラウンド回ることができたという笑顔の報告に，非常に驚かされた症例である（図8）。

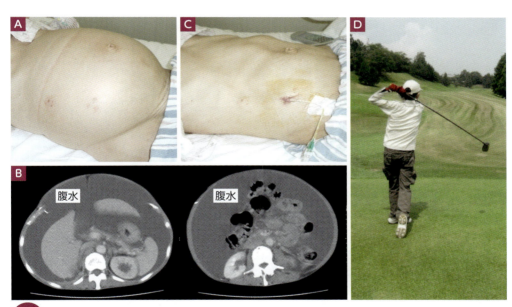

図8 症例①乳癌（60歳代，女性）
A：KM-CART® 施行前。腹部外観所見
B：KM-CART® 施行前。腹部CT。大量腹水の貯留がみられる。
C：KM-CART®（8.6L）施行直後。腹部外観所見
D：KM-CART® 4日後。ゴルフを楽しむ患者

症例②卵巣癌（40歳代，女性）

大量腹水と強い全身浮腫により治療を受け入れてもらえず，当センターに緊急搬送された。

翌日，25Lの腹水ドレナージ後にKM-CART®を施行し，濾過濃縮腹水2.4L中の自己蛋白420gを2日間かけて点滴静注した。その結果，腹部膨満感が緩和され，血漿膠質浸透圧の上昇と腎機能の回復による利尿により全身浮腫が軽快して食事も可能になり，KM-CART®施行2日後には笑顔で退院された。

全身・栄養状態も回復し，計3回のKM-CART®により5年以上健在である（図9）。卵巣癌の悪性度は様々であり，低悪性度の症例では効果的な腹水コントロールにより予後改善が期待できる。

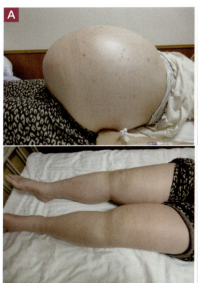
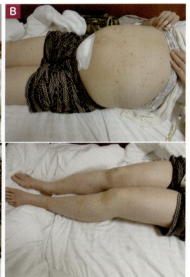
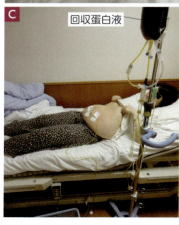
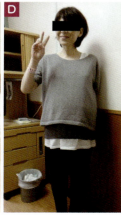

図9 症例②卵巣癌（40歳代，女性）

A：KM-CART®施行当日朝。腹部（上），下肢（下）
B：腹水全量ドレナージ＋KM-CART®施行翌朝。腹部（上），下肢（下）
C：腹水ドレナージ中（回収蛋白液を点滴静注しながら，残りの腹水をドレナージ）
D：KM-CART®施行2日後。笑顔で退院された。

症例③ 胃癌（30歳代，女性）

腹膜播種に伴う大量の腹水貯留による腹部膨満感で苦痛が強く，予後1カ月と告知されて当センター受診。
10LのKM-CART®によりグロブリン70gを含む自己蛋白150gを点滴静注したところ，抗癌薬治療なしで5カ月間腹水が溜まらず，海外旅行や食べ歩きなどの趣味を楽しむことができた。その後，腹水が再貯留したためKM-CART®を繰り返し施行し，抗癌薬治療を再開したところ腹水の貯留速度が遅くなった（**表1**）。
回収した免疫グロブリンを解析したところ，多量の癌抗体が含まれていることが判明した。すなわち，KM-CART®は癌細胞を取り除くだけでなく，癌免疫療法にもなりうると考える。

表1 症例③ 胃癌（30歳代，女性）

KM-CART®施行日	施行前腹水量 (L)	回収蛋白液 (L)	回収蛋白量 (g)	
1回目：20XX年10月11日	9.4	1.0	150	↓ 163日間治療なしで腹水貯留なし
2回目：20XX+1年3月21日	9.1	1.0	144	
3回目：　4月16日	10.1	0.7	119	
4回目：　5月16日	10.8	1.0	133	
5回目：　5月29日	9.1	0.7	103	
6回目：　6月12日	8.3	0.7	123	← S-1再開
7回目：　8月14日	7.0	0.5	66	
合計（平均）	63.8 (9.1)	5.6 (0.8)	838 (120)	

前医までの治療経過：
20XX-1年11月　進行胃癌に対して胃全摘術施行（T4b, N3, P1, CY1）。術後化学療法（S-1＋シスプラチン）施行するも，副作用（嘔気G2，好中球減少G3）にて1クールで中止。以後は漢方，気功など民間療法を続けていた。
20XX年8月　CTにて腹水指摘。
10月　腹水による腹部膨満感増強，経口摂取不能。予後1カ月と言われ当センター受診。
KM-CART®7回施行後の経過：
他施設で腹水6Lドレナージ後に歩行できなくなり，そのまま退院することなく翌月に永眠された。

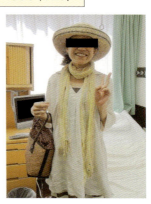

KM-CART®7回目施行日翌朝（退院時），笑顔で北海道旅行へ向かった。

症例④ 卵巣癌（80歳代，女性）

腹水貯留に伴う腹部膨満感により進行卵巣癌が発見されるも，高齢のため抗癌薬治療ができず，腹水が血性であることから予後1〜2カ月と告知された。腹水が増量して食事ができなくなり当センター受診。

5〜8L/回のKM-CART®を繰り返し施行することにより，抗癌薬治療なしでも5カ月間で腫瘍マーカー（CA125）が1,480→408U/mLに低下した（**表2**）。その後もKM-CART®の繰り返し施行により腫瘍マーカーが200U/mL台まで低下・維持され，全身状態の改善，食欲の回復により2年以上の在宅療養が継続できた。KM-CART®が栄養・免疫状態を改善し癌治療になりうることを示した症例である（**図10**）。

症例⑤ 腹膜偽粘液腫（70歳代，女性）

腹水が増量し2L/回前後のドレナージを繰り返し受けるも，全身状態が徐々に悪化して化学療法中止となった。CART施行を希望するも，「粘性腹水のため施行できない」と説明された。腹部膨満感が増強して経口摂取も困難になったため当センター受診。

高度粘液性腹水3.4Lに対しKM-CART®を施行した結果，施行開始8時間後には夕食の摂取が可能になり，全身状態も改善した。以後，月1回の割合でKM -CART®を施行し，途中1年間抗癌薬治療を再開できた。3週間

表2 症例④ 卵巣癌（80歳代，女性）の治療経過（一部）

KM-CART®施行日	施行前腹水量 (L)	回収蛋白液 (L)	回収蛋白量 (g)	腫瘍マーカー (CA125) (U/mL)
1回目：20XX年9月16日	7.3	0.90	85	1,260
2回目： 10月14日	7.5	0.60	80	1,480
3回目： 10月28日	4.4	0.38	45	
4回目： 11月11日	4.3	0.32	42	
5回目： 11月24日	6.0	0.62	55	
6回目： 12月6日	6.4	0.70	75	792 ↓
7回目： 12月16日	3.6	0.40	35	
8回目： 12月27日	5.6	0.52	55	
9回目：20XX+1年1月6日	6.3	0.60	55	408 ↓
合計（平均）	51.4 (5.7)	5.0 (0.56)	527 (58.6)	

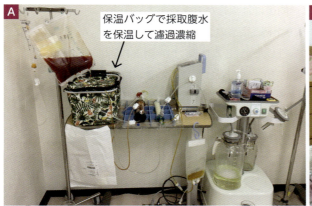
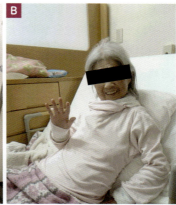

図10 症例④に対する保温KM-CART®

A：血性腹水7.4Lに対し保温KM-CART®施行。17カ月間に計37回で合計腹水量：216L，回収蛋白量：1,890gであった。
B：KM-CART®施行翌朝。笑顔で独歩退院された。
その後の経過：20XX+3年4月までに53回のKM-CART®を施行されたが，老衰のため88歳で永眠された。

表3 症例⑤ 腹膜偽粘液腫（70歳代，女性）

総腹水量（74回）	448L（平均6.1L，1回の最大量9.7L）
総回収蛋白量（74回）	5,633g（平均76g，1回の最大量122g）
血液検査（74回目のKM-CART®後）	総蛋白量6.5g/dL，アルブミン3.7g/dL

5年で74回のKM-CART®施行。

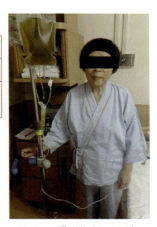

KM-CART®直後（74回目）

に1回，計74回のKM-CART®を施行することで，5年以上も栄養状態が保たれ通常生活が継続できている（**表3**）。

症例⑥ 卵巣癌（50歳代，女性）

大量の胸水・腹水貯留に伴う強い腹部膨満感と呼吸苦にて意識レベルが低下し，担当医師から「今日，明日の命」と言われて当センターに緊急搬送された。胸水4.2L，腹水8.0Lに対してKM-CART®を施行した結果，翌日には症

状が緩和されて食事が可能になり，1週間後には歩行ができるまでに回復した。そのままでは再貯留が予想されるため，相談の上で化学療法を開始した。途中でKM-CART®を1回追加施行したが，2カ月後，化学療法2クール目終了時点で胸水・腹水が消失し，笑顔で退院された。その後，地元の病院で追加化学療法を1クール行い，約1年間の在宅生活が可能であった（図11）。

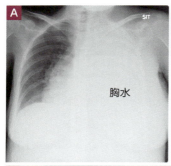
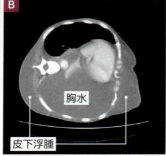
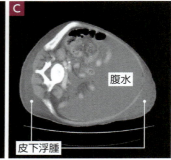
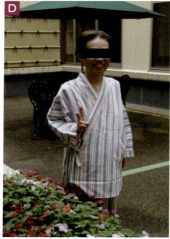

図11 症例⑥卵巣癌（50歳代，女性）

A：胸部X線（1Lドレナージ後）
B：胸部CT。多量の胸水（4.2L）の貯留がみられる。
C：腹部CT。多量の腹水（8L）の貯留がみられる。胸水・腹水による苦痛のため，最近の2週間は左側臥位で過ごしていた（左側の著明な皮下浮腫を伴っている）。
D：来院時はショック状態であったが，KM-CART®直後より全身状態が改善した。

症例⑦膵臓癌（60歳代，男性）

手術不能の進行膵臓癌と診断され，点滴抗癌薬〔ゲムシタビン（ジェムザール®）〕から内服抗癌薬〔テガフール・ギメラシル・オテラシルカリウム配合剤（ティーエスワン®）〕に切り替えて効きはじめたところで，大量の腹水貯留にて経口摂取困難となったため治療中止になり緩和ケア病棟に転院した。緩和ケア病棟では腹水を抜いてもらえず，腹部膨満感が増強して苦しくなるとオピオイド増量による症状緩和を勧められ，予後1週間と告知されていた。

効果的な腹水治療を探していた家族がインターネットでKM-CART®を知り，当センターに緊急転院した。

腹水20.9LをドレナージしてKM-CART®を施行したところ，食欲が回復して抗癌薬の内服を再開できた。3カ月後には腹水が消失して肝転移巣が縮小した。栄養状態も回復して元気になり，職場復帰が可能となっている。

症例⑧膵臓癌（30歳代，女性）

腹膜播種に伴う腹水貯留があり，2L/回の腹水ドレナージを繰り返しながら化学療法を継続していたものの，腹水貯留速度が速くなり腹部膨満感が増悪したため化学療法が中止され，緩和ケア目的で当センター紹介となり車いすで来院。

7.8LのKM-CART®にて症状が緩和され化学療法再開。KM-CART®の繰り返し施行により化学療法を継続できた結果，腫瘍マーカーが低下して腹水貯留速度も緩徐になった。17回目のKM-CART®施行後には腫瘍マーカーが正常化して腹水は消失し，買い物や旅行などの日常生活が可能になっている（**表4**）。腹水貯留だけで抗癌薬治療を中止してはならないことを痛感させられた症例である。

表4 症例⑧膵臓癌（30歳代，女性）

KM-CART®施行日	腹水量 (L)	回収蛋白量 (g)	腫瘍マーカー (U/mL)		
			CA19-9	SPAN-1	DUPAN-2
1回目：20XX年11月26日	7.8	50	11,600	5,980	1,600以上
2回目： 12月9日	7.4	52	5,430	3,630	1,600以上
3回目： 12月29日	8.6	48	—	—	—
4回目：20XX+1年1月13日	8.4	45	1,480	647	1,560
5回目： 1月27日	9.0	54	—	—	—
6回目： 2月10日	9.0	48	850	377	418
7回目： 2月25日	8.8	45	—	—	—
8回目： 3月11日	7.3	40	444	123	201
12回目： 5月10日	5.7	30	155	55	111*
16回目： 7月5日	4.6	30	153	30*	70*
17回目： 7月20日	2.5↓	20	—	—	—

その後，腫瘍マーカーはすべて正常化し，栄養状態も改善している（アルブミン4.2g/dL）。
＊：正常値

症例⑨ 胃癌（40歳代，女性）

手術不能の進行胃癌にて化学療法を開始するも，腹水が貯留して化学療法中止となる。

7.1LのKM-CART®施行により化学療法が再開でき，その後もKM-CART®を繰り返し施行しながら化学療法を継続。15カ月間で腹水203Lから自己蛋白約6kgを回収し，全身・栄養状態が保たれてCART後には家族旅行を楽しんでいる（**表5**）。我々医療者は，適切な症状緩和と治療の継続が患者の生きる希望につながることを忘れてはならない。

表5 症例⑨ 胃癌（40歳代，女性）

KM-CART®施行日	施行前腹水量 (L)	濾過濃縮液 (L)	回収蛋白量 (g)
① 20XX年3月30日	7.1	0.9	219
〜			
㉓ 20XX+1年6月25日	9.5	1.1	211
合計（平均）	203.0 (8.8)	26.6 (1.2)	5,940 (258)
1回の最大量	12.3	1.9	416
1回の最小量	5.3	0.8	161

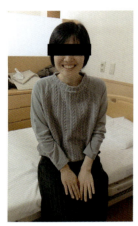

23回目のKM-CART®施行翌日（退院時）

7

肝硬変患者への KM-CART®

1 はじめに

腹水の原因として癌性腹膜炎についで多いのが，肝性腹水である。B型・C型ウイルス感染やアルコールの多飲，脂肪肝などが原因の肝硬変が進行すると大量の腹水が貯留してくる。一般に癌性腹水よりも量が多く，最大40.1Lの腹水治療を経験している。

1 大量肝性腹水の薬物療法

2010年に肝性腹水に効果的な利尿薬であるトルバプタン（サムスカ®）が承認販売され，肝性腹水治療に光が差してきた。しかしながら，この新薬も効果があるのは4〜5L前後までの少量腹水であり，10Lを超えるような本当に苦しい患者にはほとんど効果がみられない。

大量に腹水が溜まると，硬くなった肝臓が圧排されて内側に偏位するため，下大静脈が椎体，腹部大動脈，硬い肝臓に圧排されて狭小化し，血液の心臓への還流が悪くなる（**図1**）。これにより腎うっ血を起こし，利尿薬の効果が発揮されずに尿量が減少するため急速に腹水が貯留してくる。同時に，消化管のうっ血による腸管粘膜浮腫，下肢浮腫も生じて，食欲低下や歩行障害などで患者のQOLを著しく悪化させる。

2 薬物療法との併用

腹水を全量ドレナージして腹腔内圧を減圧し，KM-CART®で回収した自己蛋白を点滴静注することで，腎臓を含めた腹腔内臓器の循環不全が回復し，肝機能・腎機能が回復してくる（**図2**）。腎機能が回復すると，利尿薬

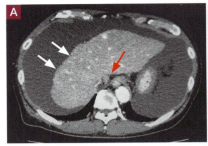
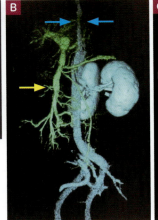
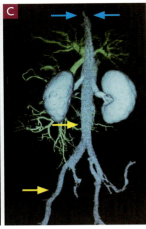

図1 大量腹水症例における肝偏位によるIVCの圧排

A：腹部CT。肝の偏位（白矢印），IVC圧排（赤矢印）がみられる。
B：3D-CT。肝の圧排による下大静脈の狭窄（青矢印），ならびに門脈系のうっ血（黄矢印）がみられる。
C：3D-CT。下大静脈系のうっ血（黄矢印）がみられる。

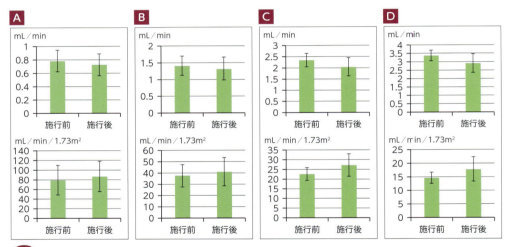

図2 肝性腹水症例におけるKM-CART®の腎機能改善効果（上：クレアチニン，下：推算糸球体濾過量）

A：施行前クレアチニン値≦1（153例）
B：1＜施行前クレアチニン値≦2（209例）
C：2＜施行前クレアチニン値≦3（59例）
D：3＜施行前クレアチニン値（22例）
男性320例（63.7±10.1歳），女性123例（69.2±9.3歳）。
採取腹水量10.7±4.2L→濾過濃縮液0.67±0.33L。
いずれの施行前クレアチニン値においても施行後にはクレアチニン，推算糸球体濾過量（eGFR）は有意（$P<0.0001$）に改善した。

の効果も回復して腹水が貯留しにくくなる。
　また，消化管のうっ血が解除されて循環が回復することにより，食道静脈瘤や消化管粘膜の浮腫が改善する（図3）。その結果，肝硬変患者の最大の死因である消化管出血が予防され，食欲も回復する。当然，栄養状態も改善し，内服した利尿薬や肝臓治療薬の吸収も良くなり薬剤の効果が高まる。

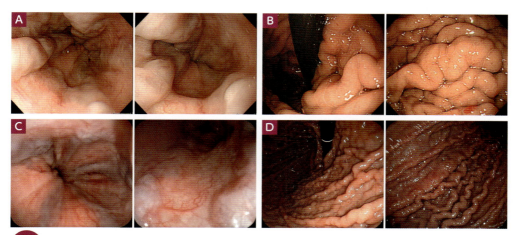

図3 肝硬変患者の上部消化管内視鏡所見（60歳代，男性。アルコール性肝硬変＋大量腹水）

A：KM-CART®施行前。食道静脈瘤はF2である。
B：KM-CART®施行前。胃粘膜に強い浮腫がみられる。
C：KM-CART®施行3日後。食道静脈瘤がF1に改善した。
D：KM-CART®施行3日後。胃粘膜の浮腫が消失している。
腹水（12.1L）ドレナージ後にKM-CART®を施行した（回収蛋白量250g）。
（画像提供：元 KKR札幌医療センター斗南病院腫瘍内科　北山浩光先生）

3 従来型CARTシステム禁忌症例

肝硬変患者は高率に特発性細菌性腹膜炎を合併しやすく，従来型CARTシステムでは細菌の産生するエンドトキシンが濾過濃縮されて高熱やショックの原因になるため禁忌になっている。しかし，腹水に高い強制圧をかけて無理やり濾過することのないKM-CART®であれば，エンドトキシンも99％以上が除去可能となり，感染性腹水症例でも安全に施行可能である（☞5章表13）。
　また，従来型CARTシステムでは禁忌にされている高度黄疸症例（血中総ビリルビン値10mg/dL以上）においては，全量ドレナージとKM-CART®で肝・腎機能が回復し，ビリルビン排泄が改善するため血中濃度

が上昇しないことが確認されており（☞**5章図20**），10mg/dL以上の高ビリルビン血症患者にも積極的に施行している。

2 肝硬変・肝性腹水の特性

1 肝硬変患者の特性

近年はアルコール性肝硬変の増加に伴い早期大量貯留症例も多くなっているが，早期に禁酒が遵守できればKM-CART®の効果が発揮しやすい。
肝機能の低下により凝固因子・血小板が減少するため出血傾向があり，穿刺時に腹壁内の血管を損傷しないように注意する。

ポイント

- KM-CART®施行前に食道静脈瘤の有無をチェックし，必要に応じて内視鏡的硬化療法（endoscopic injection sclerotherapy；EIS），内視鏡的静脈瘤結紮術（endoscopic variceal ligation；EVL）などの治療を施行しておく。
- 胃に潰瘍，びらんなどがある場合には，プロトンポンプ阻害薬（proton pump inhibitor；PPI）の内服を開始する。
- 高アンモニア血症がある場合には脱水に注意し，BCAA製剤（アミノレバン®など）を点滴投与する。BCAA製剤投与＋全量ドレナージ＋KM-CART®後に血中アンモニア値は低下する。
- 腹水中のアンモニアは電解質などと同様にKM-CART®では濃縮されず，濾過濃縮腹水でも同濃度になる。したがって，量が1/10に濾過濃縮されれば，点滴静注されるアンモニア総量も1/10に減量する。

2 肝性腹水の特性

- 癌性腹水に比して大量腹水症例が多い（平均11.5L，最大40.1L）。
- 癌性腹水に比して腹水アルブミン濃度の低い漏出性腹水が多い。
- 特発性細菌性腹膜炎の併発により，腹水中に細菌ならびにエンドトキシンが含まれていることが多い。

- 高ビリルビン血症患者では腹水中のビリルビン濃度も上昇しているが，一般的には血液濃度＞腹水濃度である。

3 肝硬変治療への活用

1 大量肝性腹水への活用

大量腹水による高い腹圧で腎臓が押しつぶされて働けない（＝利尿薬が効かない）状態で，利尿薬を増量して無理やり尿量を増やそうとすると，かえって腎機能が悪化し腹水が溜まりやすくなるという悪循環を招いているのが現状である。

10Lを超える大量肝性腹水患者は多いが，従来型CARTシステムでは全量処理が困難である。濾過膜能力を最大限に活用できるKM-CART®システムであれば，迅速な腹水処理が可能となり，適切な循環管理術（KM-CART®技術）により安全に治療できる。現在，最大40.1Lまで一度にドレナージしたあとに全量処理して治療を行っている。全量ドレナージ＋KM-CART®により，腹部膨満感の緩和のみならず著明な下肢浮腫も軽快して歩行が可能になる（図4）。

筆者の考えるKM-CART®を活用した大量肝性腹水に対する治療戦略（図5）では，全量ドレナージ＋KM-CART®で悪循環をリセットして薬剤が効きやすい状態に戻してから利尿薬やBCAA製剤などでこの状態を維持する。適応があれば腹腔静脈シャント（PV shunt）や経頸静脈肝内門脈大循環短絡術（TIPS）を施行することにより，腹水がたまりにくくなる。

腹水が十分にコントロールできれば，最も重篤な合併症である消化管出血の危険性も低下する。

肝移植ができれば，肝硬変の完治が可能となる。

2 肝細胞癌治療への活用

近年，肝細胞癌の治療は急速に進歩して，従来の肝切除手術から，経動脈肝化学塞栓術（transarterial chemoembolization；TACE）やラジオ波焼灼術（radiofrequency ablation；RFA）など侵襲の少ない治療が主流になっ

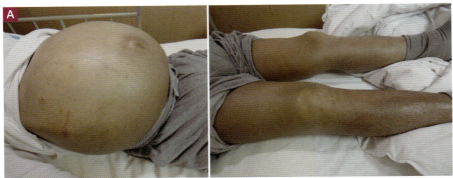
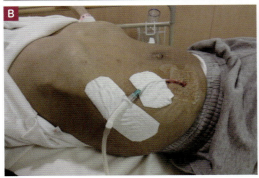
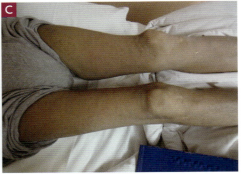

図4 KM-CART®による大量肝性腹水に対する治療効果（50歳代，男性。肝硬変＋肝細胞癌）

A：KM-CART®施行当日朝（腹水ドレナージ前）。大量腹水貯留，著明な下肢浮腫がみられる。
B：KM-CART®施行当日夕方。腹水全量（22L）ドレナージ直後。
C：KM-CART®施行翌朝。下肢浮腫が消失。

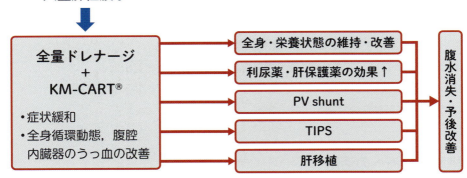

図5 KM-CART®による大量肝性腹水の治療戦略

PV shunt：腹腔静脈シャント
TIPS：経頸静脈肝内門脈大循環短絡術

てきた。しかしながら，大量の腹水存在下ではTACEやRFAは施行困難であり，断念せざるをえないことが多い。また，TACE後には肝機能が一時的に悪化するため急速に腹水が貯留することもあり，以後はTACE施行困難となる。KM-CART®により腹水を十分にコントロールし，TACEやRFAなどを継続して施行させることが肝細胞癌患者の予後改善につながる。

❸ 肝移植手術への活用

脳死肝移植では，ドナー肝が少ないため長期間の待機を余儀なくされる。腹水が増加してくると全身状態や腎機能が急速に悪化し，待機期間中に死亡したり，全身状態が悪化したりして移植対象から外れてしまう場合も多い。KM-CART®で積極的に腹水コントロールを行い，症状緩和，栄養状態・腎機能の回復により肝移植手術が可能となる。現在，KM-CART®の繰り返し施行から4名の生体肝移植手術が可能となり，腹水が完治している。

今後，肝移植手術へのbridging therapyや肝移植手術の術前・術後管理にKM-CART®が積極的に活用されるようになれば，肝移植手術の適応拡大，成績向上につながるものと考える。

ポイント

肝移植手術後にはドレーンからの腹水漏出がしばらく続くが，この腹水を低温保存腹水（☞ **10章4「低温保存CART (cold storage；CS-CART)」**参照）としてKM-CART®に利用し，アルブミン，新鮮凍結血漿 (fresh frozen plasma；FFP) などの血液製剤が節約可能である。

❹ 臍・腹壁瘢痕ヘルニア手術への活用

大量肝性腹水患者では，腹圧の上昇により臍・腹壁瘢痕ヘルニアを併発することが多く，放置すると臍膨隆部の皮膚潰瘍から穿孔を生じて大量の腹水が流出する。細菌感染による腹膜炎を併発すれば生命の危険もあり，早期の治療が必要である。

一般には，ヘルニア修復術を行っても術後の腹水管理が適切に行えなければ術後縫合不全を生じてヘルニアが再発する。そのため，大量腹水治療のできない施設では，外科医は手術適応としないのが通常である。

当センターでは現在，ヘルニア手術専門施設と連携して30例以上にKM-CART®翌日の転院・手術を施行。術後は創部が治癒するまで早めに腹水

ドレナージ＋KM-CART®を適宜施行し，全例順調に完治している（図6）。

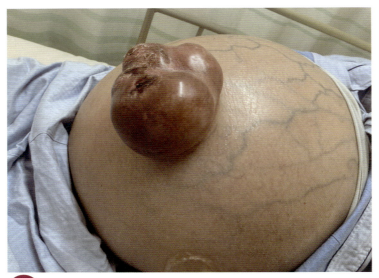

図6 臍・腹壁瘢痕ヘルニア手術への応用

KM-CART®による術前後の腹水コントロールにより手術施行。
当センターにおけるヘルニア手術前後の腹水コントロール：KM-CART®施行→翌日ヘルニア専門医に転院，ヘルニア手術→術後1カ月間は早期に腹水ドレナージ＋KM-CART®施行にて創部に過度な緊張をかけないように配慮する。
30例以上において術後トラブルなく臍ヘルニア完治。

4 肝性腹水への有効症例

症例① 肝硬変（アルコール性肝炎）（70歳代，男性）

大学病院肝臓内科に2カ月半入院してガイドラインに沿った腹水治療を行うも効果がなく，腹水が徐々に増量し「これ以上の治療はできない」と言われて退院となり，当センター受診。
26.1Lの腹水ドレナージ後にKM-CART®を施行して200gの自己蛋白を点滴静注した結果，翌日には笑顔で昼食を完食し，2泊3日の治療で退院された（図7）。

症例② 肝硬変（C型肝炎）（70歳代，男性）

肝臓専門医療機関にて治療を続けるも腹水コントロールができず，利尿薬

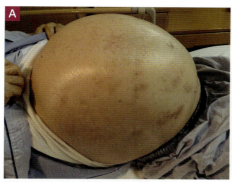
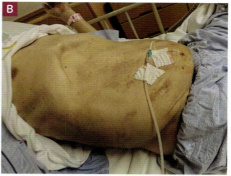
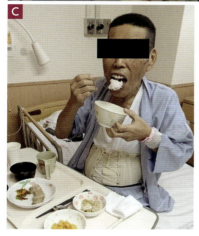

図7 症例①肝硬変（アルコール性肝炎）（70歳代，男性）

A：KM-CART®施行日，ドレナージ前。
B：KM-CART®施行日，26.1Lドレナージ直後。
C：KM-CART®施行翌日。昼食を完食して退院。

の増量により急速に腎機能が悪化した。腎臓内科の医師にも「これ以上の利尿薬投与は危険」と言われ，家族には肝・腎不全の末期状態で予後1カ月と告知されて当センターに転院した。

7.1LのKM-CART®を施行した結果，翌日にはクレアチニン（男性の正常値：0.61～1.04mg/dL）が4.23→1.85mg/dLまで回復し，利尿薬の投与再開。その後，1カ月に1回のKM-CART®を繰り返し施行し，1年後にはクレアチニンが1.15mg/dLとなり，腎機能・肝機能，利尿薬効果が回復。BCAA製剤内服により血中アルブミン濃度が上昇し，腹水が消失している。

症例③肝硬変（アルコール性肝炎）（40歳代，男性）

利尿薬の投与・増量にても腹水コントロールができず，従来型CARTシステムにて3Lの腹水治療を受けるも効果なく，「これ以上の腹水治療はできない」と言われて退院となり当センター受診。
20.9LのKM-CART®施行後に腎機能が回復し，サムスカ®追加投与後は

腹水がまったく溜まらない状態を3年以上維持している。

症例④ 肝硬変（B型肝炎）（50歳代，男性）

大量肝性腹水に対して20L前後のKM-CART®を施行して症状緩和するも，特発性細菌性腹膜炎による腎機能障害を併発して腹水貯留速度が速くなった。
KM-CART®を繰り返し施行することで腎機能も回復し，BCAA製剤内服により血中アルブミン濃度が上昇し腹水貯留を認めなくなった（図8）。一般に血中アルブミン濃度が3.0g/dL以上に回復すると腹水が貯留しにくくなる。

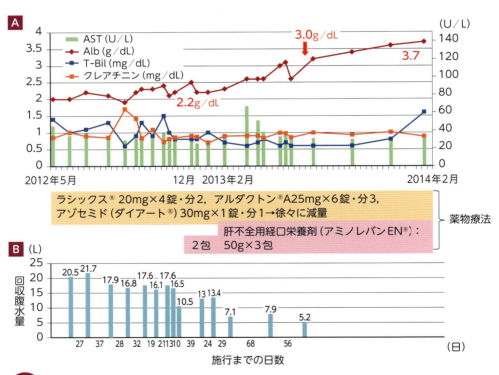

図8 症例④ 肝硬変（B型肝炎）（50歳代，男性）
A：血液検査項目の推移。Alb 2g/dL台は腹水＋＋，3g/dL以上で腹水↓。
B：KM-CART®施行における回収腹水量の推移。
14カ月に14回のKM-CART®〔回収腹水量201.8L（平均14.4L），回収蛋白量1,779g（平均127g）〕施行。以後，腹水貯留なし。

症例⑤（肝移植手術症例）C型肝炎ウイルス性肝硬変（60歳代，男性）

20XX-1年，吐血により肝硬変と診断され，腹水に対して利尿薬を投与。翌年，腹満感増強して経口摂取不能。大量腹水にて緊急入院となり予後1カ月と告知されて当センター受診。

13.6LのKM-CART®施行により経口摂取が可能となり退院。以後，11カ月で19回，計約324LのKM-CART®を施行し，臍ヘルニア破裂の緊急手術を乗り越えて生体肝移植を施行。KM-CART®の繰り返し施行により白血球数，血小板数は回復し，栄養状態，腎機能も維持されて移植手術の成功につながった。その後，C型肝炎ウイルス治療も成功して，腹水が溜まらない状態で社会復帰している。まさに，KM-CART®により絶望から完治の喜びに変わった症例である（**表1**）。

表1 症例⑤肝硬変症例におけるKM-CART®施行後の血液検査（60歳代，男性）

治療経過：

20XX年7月　　　臍ヘルニア嵌頓手術
20XX+1年2月　　肝移植手術
KM-CART®合計：回収腹水量324.9L（平均17.1L），回収蛋白液11.6L（平均0.61L），回収蛋白量1,351g

KM-CART®施行日	WBC (μ/L)	Ht (%)	Plt (10^4/μL)	TP (g/dL)	Alb (g/dL)	T-Cho (mg/dL)	Cr (mg/dL)
1回目：20XX年2月8日	2,700	9.7	5.5	6.5	2.7	93	0.69
5回目：5月21日	4,900	10.4	10.4	6.8	2.2	104	0.78
9回目：8月13日	3,000	9.8	5.9	7.7	2.8	91	0.84
15回目：11月15日	5,900	8.4	5.3	7.2	2.5	120	0.92
19回目：20XX+1年1月8日	6,900	9.3	10.2	7.0	2.5	130	0.93

症例⑥（肝移植手術症例）アルコール性肝硬変＋肝細胞癌（60歳代，男性）

大量腹水に対して利尿薬の投与を行われるも効果に乏しく，「腹水があるため肝細胞癌治療はできない」「予後は長くない」と説明され，KM-CART®目的で当センター受診。

14カ月間に15回のKM-CART®を施行。経過中に肝細胞癌治療施設と連携してKM-CART®併用RFAを施行。肝細胞癌が寛解したことで「生きたい！」という希望が復活した。生体肝移植を施行して肝硬変が寛解して腹水が溜まらず，元気に社会復帰ができている（**表2**）。

症例⑥ アルコール性肝硬変＋肝細胞癌（60歳代，男性）

治療経過：
20XX年2月 アルコール性肝硬変＋肝細胞癌＋腹水にて入院を繰り返し，腹水穿刺，利尿薬（ラシックス®40mg，アルダクトン®A50mg，サムスカ®15mg）追加投与も効果なし．
　　　 3月 臍ヘルニア切迫破裂に対してヘルニア修復術（KM-CART®併用で術前，術後管理）
　　　 6月 肝細胞癌に対してラジオ波焼灼術（KM-CART®併用）

KM-CART®施行日	施行前腹水量(L)	回収蛋白液(L)	回収蛋白量(g)	TP(g/dL)	Alb(g/dL)	Cr(mg/dL)
1回目：20XX年2月27日	6.2	0.4	72	7.5	2.8	1.03
15回目：20XX+1年4月6日	6.4	0.4	53	8.0	3.1	1.21
合計（平均）	82.4(5.5)	6.6(0.4)	812(54)			
最小〜最大値	2.9〜7.0	0.3〜0.7	15〜83			

その他疾患（心・腎不全，ネフローゼ症候群など）へのKM-CART®

1 心不全

入院時に胸部X線検査などで循環動態を確認して補液量を決定する。通常は，KM-CART®施行前日には補液を行わず，当日に必要最低限の補液を行う。ドレナージは通常通りに施行する。腹水をドレナージすることで心うっ血は改善する（図1）。

濾過濃縮処理では，濃縮をかけて量を少なくするとともに，点滴静注速度も50mg/時前後と緩徐にする。

通常では，KM-CART®施行当日は休止する利尿薬を，濾過濃縮液の点滴静注開始に合わせて内服させる。また，必要に応じてカテコラミンの投与を入院時から行う。濾過濃縮液の点滴が始まり，血圧が落ちついていれば利尿薬の静注を行う。

症例：肝硬変〔非アルコール性脂肪肝炎（nonalcoholic steatohepatitis；NASH）〕＋心不全（80歳代，女性）

腹水に対し頻回のドレナージ，3Lの従来型CARTを施行するも効果なし。心不全も改善なく，「予後はきわめて不良」と説明され，家族の希望にて当センターに転院した。

カテコラミン投与下に10.7LのKM-CART®を施行して利尿薬効果も回復し，心拡張，肺うっ血共に改善した（図1）。その後，計10回のKM-CART®により，全身状態，心不全も改善して退院。以後，7カ月間に14回のKM-CART®を施行し（腹水総量181.4L，回収蛋白総量1,324g），腹水は溜まらなくなり，高齢者施設にて90歳の誕生日を笑顔で迎えている（図2）。

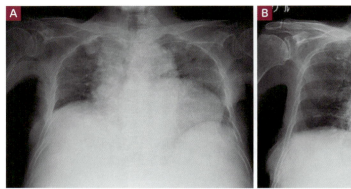

図1 胸部X線写真

A：入院時。心陰影拡大，肺うっ血＋
B：初回KM-CART®翌日。心陰影↓，肺うっ血↓，横隔膜↓

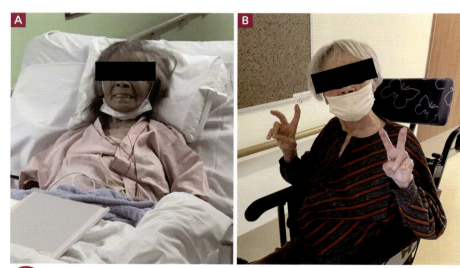

図2 症例：肝硬変（NASH）＋心不全（80歳代，女性）

A：20XX年2月，前医病棟にて。
B：20XX＋3年6月，老人ホームにて。2年間腹水貯留なし。
24回のKM-CART®を施行し，最終回の回収腹水量は3.3Lと減少。その後腹水は溜まらず，20XX＋3年6月現在は全身状態も良好である。

2 腎不全

心不全と同様に，KM-CART®施行前日の補液は行わず，当日は最小限の補液（50〜100mL）に水溶性プレドニン®20〜30mgを追加投与する。血圧が低い場合には飲水にて調節する。

肝腎症候群として肝硬変に合併することが多い。大量の腹水を伴う症例が多く，循環血漿量が少なくなっているため，血液透析では血圧低下により十分な除水が困難になる。

当センターでは血液透析を行っていないが，透析中の腹水患者は多く受け入れている。午前に元施設で透析を行い，午後に当センター入院，翌日KM-CART®施行後，翌々日午前中に退院，午後に元施設で透析を行っている。KM-CART®先行の血液透析により血液透析の効率がよくなり（図3），腹水が溜まらなくなった症例を多く経験している。

症例：肝硬変＋腎不全症例（50歳代，女性）

肝硬変＋腎不全にて週3回透析中。腹水3Lドレナージするも，すぐに元に戻るためKM-CART®目的で紹介となる。透析に加えて8カ月間に計7回のKM-CART®施行。計68.3L（7.6〜11.7L）の腹水から計1,227g（133〜226g）の自己蛋白を回収した結果，透析効果の向上（除水量↑）により腹水が貯留しなくなった。

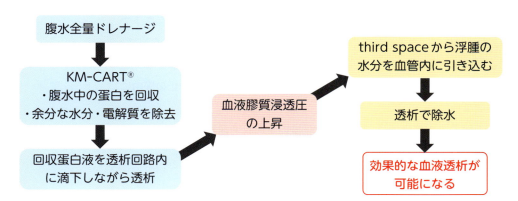

図3 KM-CART®を活用した効果的な血液透析（腎不全）

3 低栄養・ネフローゼ症候群など

低栄養やネフローゼ症候群などでは腹水中の蛋白濃度が低くなっている。したがって，CARTの効果を上げるためには10L以上の大量腹水ドレナージ，濾過濃縮処理が必要となり，全量ドレナージ＋KM-CART®システムの活用が効果的である。腹水が5L未満の場合には，全量ドレナージ＋アルブミン製剤2本点滴で対応可能である。腹水中のTP，Alb濃度をチェックし，腹水量からCARTによる回収蛋白（Alb，Glb）量を予測することでCARTの適応を決めることが医療経済上でも必要である。

また，CART施行の場合，血中アルブミン濃度が低い（血漿膠質浸透圧が低い）状態では，補液が血管内に保持できず，腹腔内に漏出してしまう。血中アルブミン濃度が2g/dL未満の場合には，腹水ドレナージ時の血圧維持と血管外漏出を最小限にする目的でアルブミン製剤2本を補液に先行して点滴静注している。

4 原因不明の腹水

大量腹水が原因で苦痛がある場合には，まず全量ドレナージの上でKM-CART®を施行して症状緩和を図るべきである。また，大量腹水の存在下では，内視鏡検査による消化管の精査が困難である。したがってKM-CART®による腹水治療施行後に，全身状態と個々の病態に応じた検査ならびに治療を行うことが重要である。決して腹水を検査ならびに治療中止の理由にしてはならない。

原因不明の腹水患者では，細胞成分が多い濾過膜洗浄液を検査することで，原因究明につながる場合がある。

9章 在宅でのCARTの現状

KM-CART®の認知度の高まりとともに、患者側の要望により在宅においてKM-CART®を施行するクリニックなども徐々に増えてきているが（図1）、一般には在宅での濾過濃縮処理は落差式濾過濃縮が主である。

落差式はポンプ装置が不要で操作も簡易であるが、処理速度が非常に遅いため医療者の在宅での拘束時間が長くなるのが欠点であり、大量の腹水処理は困難である。

現在の在宅でのCARTのほとんどは、ドレナージを在宅で行い、濾過濃縮処理はクリニックなどの施設で行っていることが多い。そして、できあがった濾過濃縮液の点滴を再度在宅に訪問して行っているのが実情である。

施設で処理する場合でも、採取腹水の施設への搬送、濾過濃縮液を患者宅へ持参など治療以外の時間を必要とし、濾過濃縮液の再静注までに時間を要するため、安全性を考えると3L前後が限度である。

腹水ドレナージ開始から濾過濃縮液の点滴の時間は、看護師による状態観察やバイタルチェックなどが必要であり、医療者への負担も大きい。

ポイント

- 搬送可能な場合には、できるだけ入院施設で全量ドレナージ＋KM-CART®を行う。
- 入院中には、在宅でできないCTなどの検査を行い病態の進行状況をチェックすると共に輸血など必要な治療を行う。
- CART入院は、家族にとってレスパイトに活用できる。

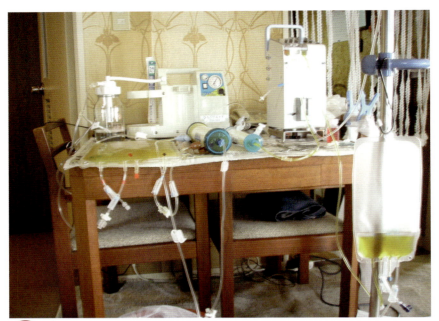

図1 在宅KM-CART®

患者宅の食卓テーブルの上で携帯用の吸引器とポンプを使用して腹水処理中。

10 今後のCARTの展開

1 保温CART（warm-CART；W-CART）（図1）

卵巣癌や虫垂癌，腹膜偽粘液腫などでは，粘液により腹水が高粘度となっており，通常は早期に濾過膜閉塞を生じて頻回の濾過膜洗浄を必要とする。洗浄回数が増えると処理時間が延長するだけでなく，回収蛋白量が少なくなる。

一般に，液体は温度が低下すると粘度が上昇する。そこで，ドレナージ時に腹水を保温バッグに採取し，バッグ内で保温したまま濾過濃縮処理を行う。プライミング，濾過膜洗浄時も37℃前後の温生食を使用することで濾過膜閉塞の頻度が少なくなり，全量処理完遂率の上昇と処理時間の短縮，回収蛋白量の増加に役立つ。

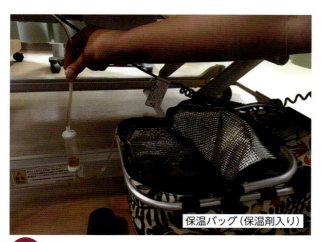

保温バッグ（保温剤入り）

図1 高度粘性腹水に対するドレナージ腹水の保温

なお，保温剤→保冷剤に変えれば低温CART（後述☞「2 低温CART（cold-CART；C-CART）」参照）となる。

2 低温CART (cold-CART；C-CART)

新たに登場したマスキュア濾過膜は，従来のMOWに比して孔サイズがわずかに大きい。そのため，原腹水の蛋白濃度が高い場合には，フィブリンの過濃縮により濾過濃縮液内へフィブリン析出が大量に生じて点滴静注が不能になる（図2）。腹水貯留バッグ内にヘパリン（1,000単位/L）を処理直前投与したものの，フィブリン析出は完全には予防できなかった。

そこで，前回のCARTでフィブリン析出を認めた症例に対して，腹水を冷やすことで凝固系全体の活性を落とし，フィブリン析出を予防する方法を考案した。保温CARTと同様に，腹水を保冷バッグにドレナージし，採取後は冷蔵庫または冷凍庫で保存することで腹水温度は20～25℃に下がる（図3，4）。25℃以下ではフィブリン析出はまったく認められない（表1）。初めてのフィブリン析出症例では，濾過濃縮液の再濾過法（refiltration method）を施行することで，患者への点滴静注が可能になる。

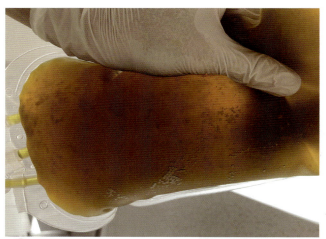

図2 マスキュア濾過膜における濾過濃縮液内へのフィブリン析出

肝機能が保たれている癌性腹水症例で，原腹水の蛋白濃度が高い場合〔3.2～4.6g/dL（平均3.9g/dL）〕に析出頻度が高い。

ドレナージ時：保冷バッグへ回収

 バッグを冷蔵庫で保存
（冷蔵室で約1時間半または冷凍室で約1時間）＊1

20～25℃に冷却

 保冷バッグに入れて濾過濃縮＊2

図3 フィブリン析出に対する低温CART

温度を下げることで凝固系全体の反応を抑制できる。全例でフィブリン析出なし。
＊1：保冷バッグで採取しない場合：冷蔵室約2時間または冷凍室約1時間半。
＊2：濾過膜，濃縮膜を保冷剤で被う。

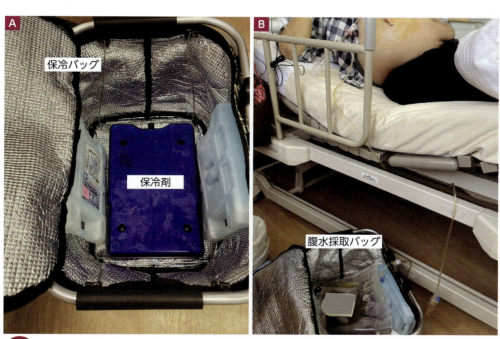

図4 保冷バッグを使用した腹水ドレナージ

A：保冷に使用するバッグと保冷剤
B：腹水採取時から腹水を冷却する。

表1 冷蔵庫保存における腹水温度の経過（採取時の冷却なし）

	保存時間	バッグ表面温度（℃）	腹水温度（℃）	
冷蔵室	施行前	34	34	
	15分	33	33	
	30分	31	32	
	45分	30	30	
	60分	30	29	＊1
	75分	28	28	
	90分	27	27	
冷凍室	施行前	34	34	
	15分	30	30	
	30分	27	28	
	45分	25	27	
	60分	24	25	＊2
	75分	23	23	
	90分	22	21	
	105分	20	20	

＊1：採取時からの冷却か2時間の冷却が必要。
＊2：20〜25℃でフィブリン析出なし。

3 濾過濃縮液再濾過法（refiltration method）

濾過濃縮中にフィブリンが析出してきた場合には，フィブリン混じりの濾過濃縮液を濾過膜を利用して再濾過を行う。

濾過濃縮処理の終わった濾過膜を生食1,000mLで十分に洗浄した上で濃縮膜を切り離し，フィブリンが混じった濾過濃縮液をポンプ（30〜50mL/分）で再濾過させることにより，析出したフィブリンが除去されて安全に点滴静注できる（**図5**）。2回目以降のフィブリン析出に対しては，前述の低温CARTを施行する。

稀に患者に点滴静注中にフィブリンが析出し，輸血ラインのフィルターに詰まることがある。フィブリン析出が軽度であれば輸血ラインの交換ですむが，フィブリン析出が強い場合には点滴静注が不可能になるため，濾過器と回路を準備して再濾過を施行する。すぐに再濾過が施行できない場合

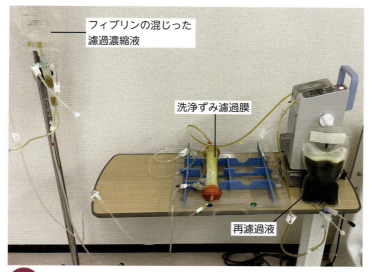

図5 フィブリン析出に対する濾過濃縮液再濾過法（refiltration method）

手順は以下の①〜⑥。
① 全量濾過濃縮し，回収する。
② 新たに1Lバッグを準備するか，同患者の3Lバッグに濾過濃縮腹水を移し替える。
③ 濾過膜出口と濃縮膜出口のコネクタを外し，濃縮膜出口のコネクタを濾過膜出口部に付け替える。
④ しっかり洗浄し，エアーを抜く。
⑤ 濾過濃縮腹水を原腹水入口につなぎ，ポンプを回してある程度回路内の生食を廃棄する。
⑥ 1Lバッグにポンプ出口チューブを繋ぎ，ポンプを回して再濾過を開始する。

には冷蔵室（4℃）に保管して翌日処理を行う。再濾過ができない場合には廃棄となり患者にはアルブミン製剤の点滴2本を施行する。次回からは前述の低温CARTを予定する。

4 低温保存CART（cold storage；CS-CART）

大量の肝性腹水症例や一部の癌性腹水症例（乳糜腹水症例が多い）では腹水貯留速度が速く，全量ドレナージ＋CARTを施行しても1週間前後でまた腹水が大量に貯留し苦痛が強くなる場合がある。しかし，CARTは保険上2週間に1回しか施行できないため，途中で腹水をドレナージの上廃棄して2週間後のCARTを待つしかない。しかしながら，頻回の廃棄により

徐々に血漿蛋白濃度が低下し，さらに腹水が溜まりやすくなるという悪循環を生じてしまう。

移植外科医である小崎浩一先生（元・水戸医療センター）は，採取した腹水を冷蔵庫に保存して経時的に調べた結果，保存腹水には細菌の増殖，エンドトキシン・蛋白の変性は認められず，安全にCART施行可能と日本CART研究会学術集会において発表した。この発表をもとに，当センターでも同じく安全に施行できることを確認し，日本CART研究会認定施設での多施設共同臨床研究において約60症例を登録・解析したところ，発熱などの明らかな副作用はなく，10日間までの低温保存腹水（血液保管庫で4℃）は安全にCART可能であり，症状緩和と栄養状態の維持に貢献できるとの結果を得た。

低温保存CARTでは，CART施行期間（保険上，最短2週間）に採取した5〜10LとCART施行当日採取した腹水を合わせて，一度に大量の腹水処理が必要となる。従来型CARTシステムでは不能であるが，KM-CART®システムでは全量無駄にすることなく迅速に処理可能であり，腹水を廃棄することなく自己蛋白を回収できるため，CARTの今後においてきわめて有意義と考える。

ポイント

- 低温保存CARTにより，早期大量貯留腹水患者の都合だけでなく，連休やスタッフの休みなど病院側の都合にも合わせて，柔軟に対処できるようになる。
- 体格が小さい患者や腹腔内腫瘍が大きいために少量の腹水貯溜で苦痛が強くなる場合には，低温保存により2，3回のドレナージ腹水をまとめて一度にCARTを行うことで症状緩和と治療効果が得られる。
- 肝移植などの手術前後の腹水患者に対して，ドレーンからの排出腹水を低温保存しておいてCARTを施行することにより，FFPやアルブミンなどの血液製剤の削減に寄与できる。

5 新たなCART膜・CART装置の登場

1 CART膜

1981年にクラレメディカルが旭化成メディカルに合併吸収されて以降は「AHF®-MOW/UF」が市場を独占していたが、2019年にカネカメデイックス（販売：SBカワスミ株式会社）から待望の新膜「マスキュア」が販売された（**図6**）。

マスキュアはAHF®-MOW/UFと比較して、①濾過膜孔のサイズがわずかに大きい、②濃縮膜の膜面積が大きい（AHF®-UF：1.5m²、マスキュア：3.0m²）ことから、濾過速度が速く、蛋白回収率も高くなっている（**表2**, **3**, **図7**）。

孔サイズが大きいことでエンドトキシンや遊離ヘモグロビンなど本来濾過されてはいけない成分の濾過濃縮が危惧されるが、ポンプによる強制濾過

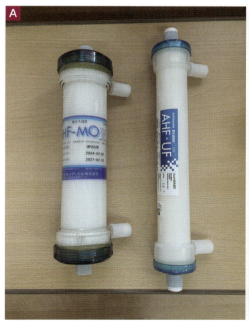 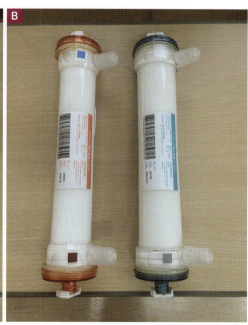

図6 CART膜
A：AHF®-MOW/UF（旭化成メディカル）
B：マスキュア（株式会社カネカメディックス）

表2 当センターにおけるマスキュア使用のKM-CART®（2021年2月〜2024年2月）

	癌性腹水（206例）	肝性腹水など〔372例（うち肝細胞癌77例）〕
回収腹水量（L）	7.3 ± 3.0（21.1〜1.0）	12.6 ± 4.5（25.4〜3.5）
濾過濃縮液（L）	0.81 ± 0.6（1.8〜0.4）	0.99 ± 0.5（2.7〜0.4）
所要時間（分）	41 ± 33（165〜3）	68 ± 49（252〜6）
洗浄回数（回）	1.5 ± 2.1（13〜0）	1.3 ± 1.9（14〜0）
処理速度（分/L）（洗浄を含む）	5.4 ± 3.1（17.4〜1.3）	5.1 ± 2.7（13.3〜1.3）
回収蛋白量（g）	139 ± 131（462〜10）	185 ± 114（580〜9）

平均±標準偏差（最大値〜最小値）

表3 当センターにおけるMOW/UP膜使用のKM-CART®（2011年〜2024年8月）

	癌性腹水（6,368例）	肝性腹水など〔3,508例（うちHCC 937例）〕
採取腹水（L）	6.2 ± 2.6（27.7〜1.0）	10.5 ± 4.1（27.8〜2.0）
濃縮液（L）	0.61 ± 0.26（2.7〜0.1）	0.75 ± 0.36（3.3〜0.1）
所要時間（分）	67 ± 42（432〜2）	88 ± 58（340〜4）
洗浄回数（回）	2.9 ± 3.0（29〜0）	2.3 ± 2.9（26〜0）
処理速度（分/L）（洗浄を含む）	10.7 ± 4.7（95.0〜1.0）	8.0 ± 3.6（26〜1.0）
回収蛋白量（g）	66 ± 44（489〜3）	92 ± 61（643〜3）

平均±標準偏差（最大値〜最小値）

を行わないKM-CART®であればエンドトキシンは99％以上除去される。また，点滴静注された遊離ヘモグロビンは，ハプトグロビンと迅速に結合し，正常な代謝経路である肝臓に運ばれて処理される。したがって，点滴静注速度を50mL/時前後に遅くすることで臨床上問題のないことが確認できた。尿潜血反応が1＋以上の場合や，腎機能低下を伴っている患者で溶血が強い場合には，腎障害を予防するためにハプトグロビンを投与する。癌性腹水において腹水蛋白濃度の高い症例では，時に濾過濃縮液内にフィ

ブリンの析出がみられるが，前述の再濾過法（refiltration method）や低温CARTにより防ぐことができる（**表4**）。AHF®-MOWであればフィブリンの析出はみられないが，その分回収蛋白量が少なくなること，処理時間が長くなることの2点を考慮し，患者のメリットになるほうを選択すればよい。

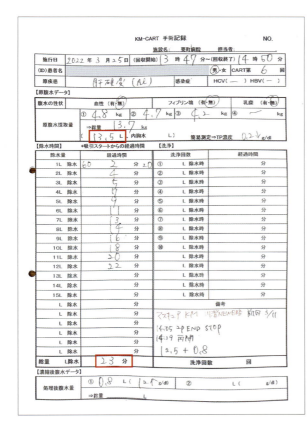

図7 マスキュア使用KM-CART®における濾過濃縮経過記録（手術記録）（50歳代，男性，アルコール性肝硬変）

原腹水採取量：13.5L
濾過膜洗浄なし
所要時間：23分

表4 マスキュアの特徴

既存膜（MOW+UP/UF）との違い	・濾過膜孔が大きい→濾過能が高い ・濃縮膜の面積が大きい→濃縮能が高い
利点	・処理速度が速い ・蛋白回収率が高い→グロブリン上昇→癌治療に有利
欠点	・エンドトキシンの濾過濃縮→99%除去可能 ・遊離ヘモグロビンの濾過濃縮→緩徐な点滴静注にて対処 ・フィブリンの析出→再濾過法，低温CARTにて対処

2 第3の膜

2024年，第3の膜としてニプロ株式会社から濾過・濃縮膜のFilCon®が承認・販売された（図8）。まず，膜の特性を確認し，適正な使用法を確定する目的で他施設に先駆けて当センターで107例の先行使用が行われた。CART用膜では初のドライ膜（保存，輸送には有利）であり，透析膜などと同様にプライミング（エア抜き）に工夫が必要である。今後回路の組み込みができれば，医療者のプライミング時間の大幅な短縮につながり，非常に有用なシステムになる。膜性能は，濾過膜面積：1.8m^2，濃縮膜面積：2.5m^{2}と共にMOW/UFより大きいために，処理速度が速く，回収蛋白量も多い。107例と少ないものの，マスキュアに近い濾過濃縮能を示した。特にGlbの回収率が高く，癌治療に有利であることが判明した（表5，図9）。

今後症例を増やしてFilCon®の特性と性能を検定し，発信していく予定である。

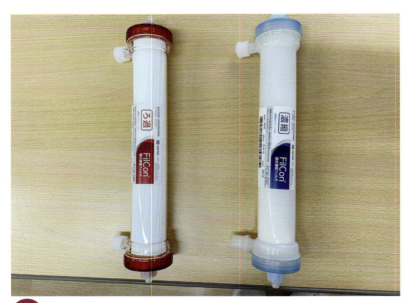

図8 第3の膜：FilCon®（ニプロ株式会社）

表5 当センターにおけるFilCon®使用のKM-CART®107症例（2024年5月〜2024年11月）

症例数	癌性腹水（52例）	肝性腹水など〔55例（うちHCC 11例）〕
採取腹水 (L)	7.2 ± 2.7 (14.1〜1.9)	11.6 ± 4.6 (23.3〜3.0)
濃縮液 (L)	0.92 ± 0.4 (2.0〜0.4)	1.01 ± 0.5 (2.2〜0.4)
所要時間 (分)	65 ± 51 (212〜9)	77 ± 43 (197〜8)
洗浄回数 (回)	2.2 ± 2.9 (13〜0)	1.1 ± 1.5 (6.0〜0)
処理速度 (分/L)（洗浄を含む）	8.6 ± 5.3 (23.5〜2.1)	6.5 ± 2.8 (15.1〜2.4)
回収蛋白量 (g)	124 ± 71 (396〜12)	123 ± 78 (316〜19)

平均±標準偏差（最大値〜最小値）

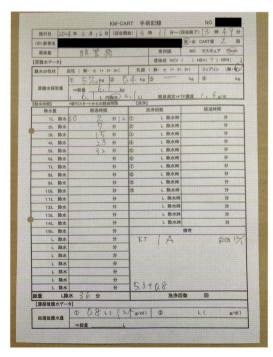

図9 FilCon®使用KM-CART®における濾過濃縮記録（手術記録）（60歳代，男性，胆管癌）

腹水：6.1L→800mL（所要時間：36分）
TP：2.5g/dL→14.6g/dL
回収蛋白量（Alb+Glb）：117 g（Alb：53g, Glb：64g）Glb回収率が高い。

3 CART装置

CART専用装置である「プラソートμ」(旭化成メディカル)，「M-CART」(株式会社タカトリ)，「e-CART」(株式会社カネカメディックス)(図10) が販売され，医療者の選択肢が広がった。

プラソートμとM-CARTは，共にMOW/UFを使用した内圧・定速濾過方式，e-CARTはマスキュアを使用した外圧・定圧(落差)方式，KM-CART®はMOW/UFまたはマスキュアを使用した外圧・定陰圧濾過方式である。最も濾過濃縮速度が速いのはマスキュア＋KM-CART®である。

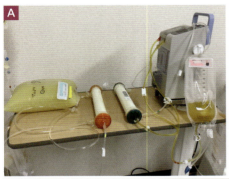

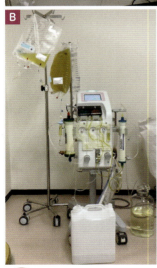 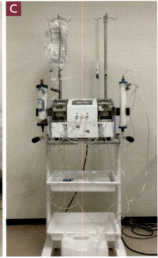 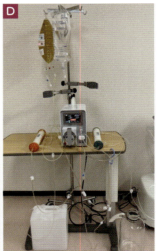

図10 現在使用可能な新たな膜・システム

A：KM-CART®。外圧・定陰圧濾過(MOW/UFとマスキュア)
B：プラソートμ(旭化成メディカル)。内圧・定速濾過(MOW/UF)
C：M-CART(株式会社タカトリ)。内圧・定速濾過(MOW/UF)
D：e-CART(株式会社カネカメディックス)。外圧・定圧(落差)濾過(マスキュア)

6 CART教育

新膜と新システムの登場により，我々医療者はそれぞれの膜とシステムの特徴を理解した上で，患者の病態，腹水の性状に合わせた濾過方法を行う必要があり，CARTに関する知識と技術の習得がきわめて重要となる。

現在，大学にはCARTに関する講義がまったく存在せず，医療者（医師・看護師・臨床工学技士）がCART教育を受ける機会はない。そこで，日本CART研究会では，2年前からウェブによるCART道場（月1×5回で1コース）をすでに6コース配信している（表6）。希望者は，日本CART研究会ホームページ（http://www.fukusui-cart.com）から申し込みできる（医療者は無料）。全5回（1回：講演1時間，質疑応答20分）で，CARTの歴史から濾過濃縮の原理，肝性・癌性腹水処理，今後のCARTの展開まで最新のデータを加えて詳しく解説しているので，CARTの知識を高めたい医療者はぜひ参加して頂きたい。

表6 CART研究会主催 CART道場

開催日と内容：19:00～20:30。18:45～受付。WEB(ZOOM)使用
申し込み：日本CART研究会HPから。医療者無料

① CARTの歴史と現状（60分），質疑応答（20分）
② 安全な術前管理からドレナージ，濾過濃縮，点滴静注の工夫（60分），質疑応答（20分）
③ 肝性腹水に対するCART（60分），質疑応答（20分）
④ 癌性腹水に対するCART（60分），質疑応答（20分）
⑤ 新膜の特性とその適応（60分），総合質疑応答（30分）

月1回。2月～6月，8月～12月の年2コース開催

7 おわりに

図9は，筆者が49歳時に挑戦した"しまなみ海道100kmウルトラ遠足"である。3度のフルマラソン（42.195km）経験しかない筆者であったが，諦めない心に加えて適切なサポートと沿道の応援に支えられて完走できた。これは医療にも当てはまり，適切な症状緩和と安心できるサポート体制があれば，患者は最後の一瞬まで"自分らしく""自分のゴール"に達することができるであろう。大量の腹水に対しても，医療者が諦めることなく，CART技術を駆使して最善を尽くすことが腹水難民の減少につながるものと考える。

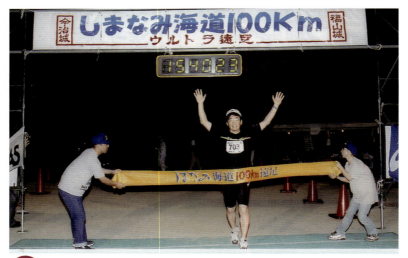

図10 100kmマラソンに挑戦した筆者（2005年）

巻末資料

1 日本CART研究会認定施設

関東

医療法人社団愛語会要町病院腹水治療センター
医療法人社団恵仁会セントマーガレット病院
柏厚生総合病院
医療法人樹心会角田病院
173総合内科クリニック
医療法人社団光恵会芝西病院

中部

医療法人社団秀峰会川村病院

近畿

医療法人社団千春会病院
医療法人社団健裕会中谷病院
三菱神戸病院
社会福祉法人恩賜財団済生会支部大阪府済生会中津病院
尼崎医療生協病院
神戸大学医学部附属病院国際がん医療・研究センター
のぶまさクリニック

中国

一般財団法人防府消化器病センター
国家公務員共済組合連合会広島記念病院

九州

社会医療法人喜悦会二日市那珂川病院

医療法人社団鶴友会鶴田病院

医療法人社団杠葉会もろどみ中央病院

社会医療法人長崎記念病院

独立行政法人国立病院機構鹿児島医療センター

沖縄

社会医療法人友愛会友愛医療センター

社会医療法人仁愛会浦添総合病院

2 | CARTの臨床研修

CARTの臨床研修を希望される方は，要町病院腹水治療センターのホームページからお申し込み下さい。

日本CART研究会事務局

〒171-0043

東京都豊島区要町1-11-13

医療法人社団愛語会要町病院腹水治療センター内

TEL：03-3957-3181

FAX：03-3959-2432

E-mail：keimatsusaki@orion.ocn.ne.jp

HP：http://www.fukusui-cart.com

3 書類

11章 巻末資料

ダウンロード可能

http://www.jmedj.co.jp/files/premium_blog/klvp/shiryou.zip

資料1 腹水濾過濃縮記録表

〈表面〉

KM-CART 手術記録

NO.

手術記録

施行日　　年　　月　　日　（回収開始）　　時　　分～（回収終了）　　時　　分

（ID）患者名（　　）　　歳　男・女　CART第　　回

原疾患　　　　　　　　　　　使用膜　　MO　マスキュア　Filcon

【原膜(水データ)】

感染症 HCV（　）HBV（　）RPR（　）

腹水の性状　血性（無・± 1+ 2+ 3+）　乳糜（無・± 1+ 2+ 3+）　ブイリン（無・有）

① 　kg　② 　kg　③ 　kg　④ 　kg

⇒総量　　　　kg

原腹水採取量（　　　　　L　内腹水　　　　L）

簡易測定⇒TP濃度　　g/dl

【抜水時間】

抜水量	経過時間		洗浄回数	経過時間
1L 抜水	分	①	L 抜水 済	分
2L 抜水	分	②	L 抜水 済	分
3L 抜水	分	③	L 抜水 済	分
4L 抜水	分	④	L 抜水 済	分
5L 抜水	分	⑤	L 抜水 済	分
6L 抜水	分	⑥	L 抜水 済	分
7L 抜水	分	⑦	L 抜水 済	分
8L 抜水	分	⑧	L 抜水 済	分
9L 抜水	分	⑨	L 抜水 済	分
10L 抜水	分	⑩	L 抜水 済	分
11L 抜水	分			備考
12L 抜水	分			
13L 抜水	分			
14L 抜水	分			
15L 抜水	分			
L 抜水	分			
L 抜水	分			
L 抜水	分			
L 抜水	分			
L 抜水	分			

総量　　　　L抜水　　　分　　　　洗浄回数　　回

【濃縮後(水データ)】

処理後腹水量	①	L（　　g/dl）	②	L（　　g/dl）

⇒総量

〈裏面〉

（ID　　　　）　名前：

採血	前TP	前血清Alb	前T-Bil	前Ht
	後TP	後血清Alb	後T-Bil	後Ht

腹水	原TP	原Alb	原T-Bil	原D-Bil
	処理TP	処理Alb	処理T-Bil	処理D-Bil

【患者】

PT状況	体温	静注前：　　℃　静注後：　　℃	
	副作用	対応	
		（有・無）対応：	

改訂 2023.4.14～

資料2 患者用CART説明書

腹水濾過濃縮再静注法（CART）を受ける患者様へ　　　　　　　　　　　　　様

	入院時 月　日	CART当日～腹水採取 月　日	濾過濃縮再静注	CART施行後～退院 月　日
日常生活 食事	制限はありません			
安静度	制限はありません	*腹水採取後から再静注終了までは必要以外、安静にしてください		
清潔	入浴に制限はありません	採取中・再静注中は入浴できません		入浴は、翌日からにしてください
排便・排尿	*毎日、回数を翌日の朝に確認します（0時～0時の回数）	・処置前に必ず排泄してください（9時までに済ませてください）・採取中は介助しますのでお知らせください	・腹水を抜いた後は血圧が下がるおそれがあるので、原則尿器か看護師付き添いでのトイレ移動となります。看護師に必ずお尋ね下さい	
内服	服薬中の薬を確認させて頂きます・利尿剤、抗凝固剤、麻薬使用の有無など服薬剤はCART当日休薬します。それ以外の薬については看護師にお尋ね下さい			
治療 処置	・身長・体重測定があります	・9時すぎよりエコーを用いて、カテーテルを腹腔内に挿入し、腹水を抜きます・抜水後カテーテルを抜きます・腹水が漏れないように、圧迫固定をします・抜水後は再静注開始まで1時間ごとに検温します・検査結果により、輸血やアルブミンを投与することがあります	・濾過濃縮した検体を戻します・再静注中は開始時、5分後、10分後、2時間毎、終了時に検温します・カテーテルを抜いたあと、アロンアルファで固定します。剥した所をアロンアルファが流れないように体位を保っていただきます。完全に乾くまで約30分かかりますので、その間触れないようにお願いします。その後透明なシールを貼ります	・検査結果により、輸血やアルブミンを投与することがあります・腹部、胸部のシールは5日間貼ったままにしてください剥がす時は、風呂、シャワーで濡らしながら剥がして下さい・点滴をぬいた後テープを貼り、10分間止血します。点滴のテープは翌日剥がしてください
点滴	留置針を挿入し、点滴を行います	朝から点滴を行います		医師の診察後、針を抜きます止血を確認後、退院となります
検査	血液・レントゲン・CTなどがあります・医師の指示により検査内容は変更になることがあります・腹水中の蛋白などの検査を実施します		濃縮腹水の蛋白などの検査の実施します・CARTの効果、安全性の判断をします	朝、採血をします・午前中に結果が出ます。その結果で退院許可ができます
留意点	不安なことがあればお知らせください	再静注終了までは必要以外安静にしてください気分が悪い時はすぐにお知らせください	熱が出る場合があります治療による影響です悪寒・熱感など症状がありましたらお知らせください	不安なことがあればお知らせください詳しくはCARTを受けた患者様へパンフレットを参照してください

資料3 CART クリニカルパス 医療者用

CARTクリニカルパス　医療者用

計画確認　医師氏名　　　　　　要町病院　2020.11改訂

ID

イベント		入院時	CART当日～腹水採取	抜水後～CART再静注	CART施行後～退院
月/日		/	/	/	/
達成目標		安楽の保持ができる 不安に思っている事を表出し軽減できる CARTについての理解が得られる	異常の早期発見ができる	異常の早期発見ができる	退院後の注意点が理解できる 腹部症状が改善する
教育・指導		□入院時オリエンテーション □CARTオリエンテーション □蓄尿説明(指示がある時)	□必要時以外、ベッド上安静		□退院日の確認 □退院オリエンテーション □ドレーン除去方法について説明
日常生活	食事	□制限なし			
	活動	□制限なし	*腹水採取後から再静注までは必要時以外、ベッド上安静		
	清潔	□制限可能　□入浴可能	□穿刺前は入浴可能	□入浴可	□翌日から入浴可能
	排泄	□制限なし　□蓄尿(指示がある時)	□抜水後、尿器かポータブルトイレ使用　状態により車椅子付き添いでトイレ移動	□蓄尿中止(指示がある時)	□蓄尿中止(指示がある時)
治療	内服	□継続 □鎮痛剤、麻薬の確認	□利尿剤・抗凝固剤使用		□継続
	処置	□入院時体重測定 □CART説明・同意書の確認 □血液型(　)型 Rh(　) □輸血・血液製剤使用 説明・同意書記録使用 □輸血実施観察記録使用 □輸血・血液製剤	□腹部穿刺　□胸部穿刺 □腹部エコー　□胸部エコー □輸血・血液製剤使用 輸血実施観察記録使用	□腹腔穿刺 □抜水後、腹腔カテーテル抜去 (圧迫後、アロンアルファで固定しサージカット) □クレンメ固定の使用(有・無) □胸腔穿刺 □抜水後、胸腔カテーテル抜去 (圧迫後、アロンアルファで固定しサージカット)	□末梢ルート抜去(医師の診察後) ステラテープ貼付、10分間止血する 翌日剥がすように説明する □グローション針(コアレスニードル)抜去 (医師の診察後) □クレンメ部サージン貼付 □輸血・血液製剤使用 輸血実施観察記録使用
	注射	□DIV注射箋参照	□DIV注射箋参照		□DIV注射箋参照
	検査	□採血　□心電図 □X-P　□CT	□蓄尿(初回時のみ)	□ポータブル腹X-P (胸水ドレナージした場合)	□採血 □X-P
	観察	バイタルサイン □腹部症状　□排便状況 □呼吸困難感　□浮腫有無 □食欲不振有無　尿量 □疼痛有無	バイタルサイン 意識レベル □腹部症状 嘔気/嘔吐 □呼吸困難感　□浮腫有無 □穿刺抜去部の疼痛 尿量 □穿刺抜去部の漏れ 皮下出血 □疼痛有無 *開始時、1時間毎に測定する *終了後は再静注まで1時間毎に血圧、脈拍を測定する	バイタルサイン 意識レベル □穿刺抜去部の疼痛 嘔気/嘔吐 □穿刺抜去部の漏れ 尿量 □呼吸困難感 皮下出血 □疼痛有無 *開始時、5分後、10分後、2時間毎、 終了時に測定する	刺抜去部の疼痛 穿刺抜去部の漏れ 腹部症状 呼吸困難感 食欲不振有無 疼痛有無
看護師サイン					

資料4 CART実施観察記録用紙

＜CART実施観察記録＞

抜水用

* 開始時、1時間毎、終了時に測定する
* 終了後は再静注法開始まで1時間毎に血圧、脈拍を測定する
* 腹水・濾水両方抜水する時は抜水量を目文量で処置欄に記入する

月　日						
時　間						
SPO2						
BP						
Ps						
BT						
穿刺部の疼痛						
穿刺部の漏れ						
掻痒						
皮下出血						
呼吸困難感						
嘔気/嘔吐						
口渇						
意識レベルの低下						
ルートの確認						
DIV						
処置						
看護記録						
サイン						

再静注用

* 開始時、5分後、15分後、2時間毎、終了時に測定する

月　日						
時　間						
SPO2						
BP						
Ps						
BT						
穿刺部の疼痛						
穿刺部の漏れ						
掻痒						
皮下出血						
呼吸困難感						
嘔気/嘔吐						
口渇						
意識レベルの低下						
DIV						
処置						
看護記録						
サイン						

	総量（ℓ)	TP (g/dl)
原腹水		
処理後		

要町病院 2019.12改訂

12

参考文献

[松﨑執筆文献]

- 松﨑圭祐：腹水は抜くと元気になる！ 新開発腹水濾過濃縮再静注法（KM-CART）による癌性腹水の積極的症状緩和. 消化器肝胆膵ケア. 日総研出版, 2010.

- 松﨑圭祐：がん緩和ケアにおける胸水・腹水管. 真興交易（株）医書出版部, 2010, p68-83.

- Matsusaki K：Novel cell-free and concentrated ascites reinfusion therapy（KM-CART）for refractory ascites associated with cancerous peritonitis: its effect and future perspectives. Int J Clin Oncol. 2011;16(4):395-400.

- 松﨑圭祐：患者の苦痛軽減！ がん性腹水の最新治療と看護のコツ「腹水難民」を救え！ 医療者の心ひとつで変わる現状 Lecture-1 がん性腹水の基本・一般的治療・KM-CARTを用いた最新治療法. 消化器肝胆膵ケア. 2011;16(2):4-13.

- 松﨑圭祐：新「名医」の最新治療 がん性の胸水・腹水. 週刊朝日. 9月23日号, 2011, p130-2.

- 松﨑圭祐：カラダご意見番 先進医療＆新薬シリーズ 〜腹水＝死の定式が変わる余命告知から治療開始の例も KM-CART（腹水濾過濃縮再静注法）〜. 週刊ダイヤモンド. 11月5日号, 2011, p65.

- 松﨑圭祐：新開発腹水濾過濃縮再静注法（KM-CART）による癌性腹水に対する積極的症状緩和. 日臨内科医会誌. 2012;26(5):670-3.

- 松﨑圭祐：腹水濾過濃縮再静注法（CART）. プロフェッショナルがんナーシング. 2012;2(2):134-40.

- 松﨑圭祐：改良型腹水濾過濃縮システム：KM-CARTによるがん性腹水に対する積極的症状緩和─生きる希望の灯をともす─. 死の臨床. 2012;35(2):207.

- 松﨑圭祐：(16)腹腔穿刺. 消化器外科ナーシング. 2014;19(10):1000-1.

- 松﨑圭祐：(17)CART（腹水濾過濃縮再静注）. 消化器外科ナーシング. 2014;19(10):1002-4.

- 松﨑圭祐：(18)腹腔静脈シャント術. 消化器外科ナーシング. 2014;19(10):1005-6.

- 松﨑圭祐：外圧・定圧濾過により拡がるCARTの可能性：症状緩和からオーダーメイド癌治療へ. 日本アフェレシス学会雑誌. 2014;33(3):194-201.

- 松﨑圭祐：胃癌におけるCART(Cell-free and Concentrated Ascites Reinfusion Therapy). 臨牀消化器内科. 2015;30(7):271-5.

- 松﨑圭祐：癌性胸水, 癌性腹水に対する管理. 消化器外科. 2015;38(13):1807-15.

- 松﨑圭祐：緩和医療におけるKM-CARTの意義：癌性腹水に対する積極的症状緩和とオーダーメイド癌治療への活用. 癌の臨床. 2016;62(1):27-35.

- 松﨑圭祐, 他：消化器疾患の治療で使われる機器管理と患者指導のポイント 原理を理解すればケアに生かせる！ CART（腹水濾過濃縮再静注法）を受ける患者のケア. 消化器最新看護. 2016;21(5):25-33.

- 松﨑圭祐：腹膜播種に対する治療戦略 改良型腹水濾過濃縮再静注システム（KM-CART）による大量癌性腹水に対する新たな治療戦略. 癌と化療. 2016;43(13):2490-7.

- 松﨑圭祐：改良型腹水濾過濃縮再静注システム（KM-CART）による大量肝性腹水に対する新たな治療戦略. 消化器・肝臓内科. 2017；1(3)：314-22.
- 松﨑圭祐：KM-CART. Modern Physician. 2017；37(10)：1071-4.
- 松﨑圭祐, 他：難治性腹水に対する腹水濾過濃縮再静注法（CART）. 外科. 2018；80(6)：625-9.
- 松﨑圭祐：がんと腹水治療 末期がん・肝硬変 先端医療の現場. 星の環会, 2019, p1-197.
- 松﨑圭祐：講座 大量腹水患者に対する症状緩和—全量ドレナージとKM-CART（改良型腹水濾過濃縮システム）による積極的アプローチ—. ペインクリニック. 2019；40(7)：979-89.
- 松﨑圭祐：特集 終末期における消化器症状のケア 大量がん性腹水患者に対するCART（腹水濾過濃縮再静注法）による積極的症状緩和. エンドオブライフケア. 2019；3(3)：28-37.
- 松﨑圭祐：腹水濾過濃縮再静注法（Cell-free and concentrated ascites reinfusion therapy；CART）. 消化器・肝臓内科. 2020；7(2)：150-8.
- Matsusaki K, et al：Feasibility, efficacy and safety of cell-free and concentrated ascites reinfusion therapy（KM-CART）for malignant ascites. Artif Organs. 2020；44(10)：1090-7.
- 松﨑圭祐：難治性腹水の治療：全量ドレナージとKM-CARTによる積極的アプローチ. 肝臓クリニカルアップデート. 2020；6(2)：143-9.
- 松﨑圭祐：大量腹水を伴う腹膜播種症例に対する改良型腹水濾過濃縮再静注法（KM-CART）. 手術. 2022；76(10)：1583-93.
- 松﨑圭祐：大量癌性腹水に対する改良型腹水濾過濃縮再静注法（KM-CART）. 臨床外科. 2022；77(10)：1223-8.
- 松﨑圭祐：大量腹水患者に対する全量ドレナージとKM-CART（改良型腹水濾過濃縮再静注法）による積極的アプローチ. 日本医事新報. 2023；5197：38-43.
- 松﨑圭祐：腹水穿刺とCART（腹水濾過濃縮再静注法）について. 医師のための在宅医療処置マニュアル. 鈴木 央, 編. 日本医事新報社, 2024, p82-90.

[CART関連文献]

- 山崎善弥：腹水の濾過・除菌除癌細胞, 濃縮腹水再注入療法. 外科. 1975；37(14)：1628-9.
- 吉澤明孝, 他：第6回 あきらめないで！ 難治性胸水・腹水 うまくコントロールするためのストラテジー(2)改良型腹水濾過濃縮再静注法とシャントで"攻めの"症状緩和. プロフェッショナルがんナーシング. 2016；6(6)：468-73.
- 石神浩徳, 他：癌性腹膜炎を伴う胃癌に対する集学的治療：CARTと腹腔内化学療法を併用した積極的治療戦略. 日本アフェレシス学会雑誌. 2014；33(3)：162-6.
- Kimura Y, et al：Effective recovery of highly purified CD326(+) tumor cells from lavage fluid of patients treated with a novel cell-free and concentrated ascites reinfusion therapy（KM-CART）. Springerplus. 2015；4：780.
- Yamaguchi H, et al：Cell-free and concentrated ascites reinfusion therapy（CART）for management of massive malignant ascites in gastric cancer patients with peritoneal metastasis treated with intravenous and intraperitoneal paclitaxel with oral S-1. Eur J Surg Oncol. 2015；41(7)：875-80.

- 星野惠津夫：KM-CART. がんに効く最強の統合医療 がんの名医が厳選したベスト治療. 日本統合医療学会, 監. マキノ出版, 2017, p120-31.
- 松浦友一, 他：KM-CARTは有用か？ もしそうならばいつ使うのか？ ガイドラインには載っていない 消化器がん Practical Treatment. 山田康秀, 他編. メジカルビュー社, 2014.
- 田口淳一：第9章 松﨑圭祐「腹水難民を減らすことが, がん治療の未来に繋がる」. 名医に聞く あきらめないがん治療. ブックマン社, 2014, p227-56.
- 峯岸裕蔵, 他：胃癌術後腹膜播種再発に対しKM-CARTを併用して化学療法を施行した1例. 横浜医学. 2016;67(2):83-8.
- 白川賢司, 他：癌性腹水を伴う切除不能進行・再発胃癌に対するKM-CARTの有用性. 日臨外会誌. 2020;81(7):1229-37.
- 川田純司, 他：CARTにより長期に症状緩和が得られた胃癌腹膜播種の1例. 癌と化療. 2018;45(4):700-2.
- 岩城隆二, 他：当院での改良型腹水濾過濃縮再静注法（KM-CART）の検討. 癌と化療. 2018;45(13):2165-7.
- 金廣哲也, 他：難治性腹水患者に対する改良型腹水濾過濃縮再静注法（KM-CART）. 広島医. 2018;71(6):487-90.
- Shimizu S, et al：Management of Refractory Ascites for Liver Transplant Candidates：A Novel Cell-free and Concentrated Ascites Reinfusion Therapy. Transplant Proc. 2019;51(8):2740-4.
- 高橋　毅, 他：改良型腹水濾過濃縮再静注法（KM-CART）による腹水管理下に腹腔鏡下鼠経ヘルニア修復術を行った肝硬変患者の1例. 外科. 2020;82(11):1186-90.
- Kawamura T, et al：Hemodynamic Variability During Drainage of Large Volumes of Malignant Ascites in Patients With Cancer. Clin Nurs Res. 2023;32(4):815-20.
- Kim Y, et al：Reappraisal of a Renovated Cell-free and Concentrated Ascites Reinfusion Therapy for Malignant Ascites. Anticancer Res. 2024;44(2):613-9.
- Baba K, etal：Onco Targets Ther. 2024;17:1089-94.

索引

欧文

C

CART 5
　── 教育 115
　── 診療パス 60
　── 装置 114
　── の基本システム 9
　── 膜 109
cold-CART；C-CART 104
cold storage；CS-CART 107
CT検査 28

E

EVAL膜 12

H

Hb値 57

K

KM-CART® 19
　── 回収癌細胞 75
　── 技術 12
　── システム 12, 15
　── 洗浄シリンジ 48
　── における濾過膜洗浄率 22
　── の症状緩和効果 24
　── の特徴 17
　── のポイント 14

R

refiltration method 106

W

warm-CART；W-CART 103

和文

あ

アルブミン製剤 29
アロンアルフア®処置 35

い

イレウス 28, 38, 66

え

エコー検査 28
エンドトキシン 21, 54, 87

お

オーダーメイド癌治療 71
嘔気 37

か

カテコラミン 97
化学療法 68
下肢浮腫 89
外圧濾過方式 43
合併症 36
肝移植手術 91
肝硬変 85
　── 患者の特性 88
肝細胞癌 89
肝性腹水 85
　── の特性 88
肝偏位 86
緩下薬 58
看護師の役割 60
感染性腹水 54, 55
癌浸潤に由来する疼痛 38
癌性腹水症例 55
癌性腹水の特性 67

き

機械的刺激を加えない 41
胸腔穿刺 39
胸水 28
　── ドレナージ 40

け

下痢 37
経頸静脈肝内門脈大循環短絡術 89
血漿アルブミン値 27
血性腹水 50
血中アンモニア 88
原因不明の腹水 100

こ

呼吸障害 40
高アンモニア血症 88
高度黄疸症例 56
高度粘性腹水 103
高度溶血症例 55

高度溶血性腹水　51
高ビリルビン腹水　53
抗癌治療への活用　68
抗癌薬感受性試験　75
孔サイズ　109
後方ポンプ式　40

さ
サムスカ®　1
臍ヘルニア手術　91
細胞への刺激　41
在宅　101

し
次回の腹水治療のタイミング　59
樹状細胞ワクチン療法　71
循環管理　21, 28
食事指導　58
心胸比　27
心不全　56, 97
腎うっ血　85
腎不全　56, 99

す
水平マットレス縫合　35

せ
穿刺手技　32
穿刺体位　31
穿刺部位　31
前方ポンプ式　40
全量ドレナージ　30

た
大量肝性腹水　89
大量ドレナージ　16
脱水　28
蛋白濃度　55
　──測定　49

ち
腸管ガス貯留　38
腸管ガス・糞便の貯留　28
鎮痛薬　58

つ
追加側孔　31

て
デンバーシャント　3
低アルブミン血症　7, 35
低栄養　100
低温CART　104
低温保存CART　107
定圧濾過　45
定速濾過　10, 45
点滴速度　34

と
トルバプタン　1, 85
特発性細菌性腹膜炎　87

な
内圧濾過方式　43

に
入院時診察　26
乳糜腹水　53

ね
ネフローゼ症候群　100
粘液性腹水　53

は
ハプトグロビン　50, 110
白血球数減少　66

ひ
ビリルビン　56
　──排泄　87
貧血　27, 57, 66

ふ
フィブリン　67, 104, 106, 110
プライミング　46
プレドニゾロン　28
腹腔静脈シャント　3, 7, 89
腹腔内化学療法　70
腹水T-Bil濃度　53
腹水採取バッグ　34
腹水処理における問題点　9
腹水性状　50
腹水穿刺法　30
腹水ドレナージ　16
　──の注意点　34

腹水漏出対策　35
腹痛　37
腹壁出血　36
腹膜播種　66
分岐鎖アミノ酸製剤　29
分子標的薬　75

へ

ヘルフクレンメ　35
変圧式　45
変圧濾過方式　10
変速式　45

ほ

補液　28
保温CART　103

ま

膜孔洗浄　44
膜洗浄　47
膜閉塞　43
末梢循環不全　28

や

薬剤感受性試験　72

ゆ

輸液　28

輸血　28, 29
遊離ヘモグロビン　51, 56

ら

落差式濾過濃縮　101
卵巣癌　70

り

利尿薬　58
臨床工学技士の役割　62

れ

レスパイト　101

ろ

濾過濃縮液再濾過法　106
濾過濃縮液の再静注　55
濾過濃縮記録　46
濾過濃縮処理　40
濾過能力回復効果　49
濾過膜逆洗浄　21, 44
濾過膜洗浄　44
濾過膜閉塞の頻度　103
肋骨痛　38

著者	**松﨑圭祐**

要町病院腹水治療センター センター長

1981年 広島大学医学部卒業，広島大学第二外科入局
1982年 高知医科大学第二外科入局(1982－1984 第一病理出向)
1988年 医学博士号取得
1989年 財団法人防府消化器病センター
1998年 財団法人防府消化器病センター研究所・所長
2003年 高知医科大学臨床教授
2009年 CART研究会事務局長
2011年 現職

安全で効果的な
腹水治療
KM-CART® を活用した
大量腹水ドレナージ

定価 (本体3,600円＋税)
2025年1月15日 第1版

著　者　松﨑圭祐
発行者　梅澤俊彦
発行所　日本医事新報社　www.jmedj.co.jp
　　　　〒101-8718　東京都千代田区神田駿河台2-9
　　　　電話 (販売) 03-3292-1555　(編集) 03-3292-1557
　　　　振替口座　00100-3-25171
印　刷　ラン印刷社

© Keisuke Matsusaki 2025 Printed in Japan
ISBN978-4-7849-7395-8 C3047 ¥3600E

本書の複製権・翻訳権・上映権・譲渡権・公衆送信権 (送信可能化権を含む) は
(株) 日本医事新報社が保有します。

JCOPY 〈(社) 出版者著作権管理機構 委託出版物〉
本書の無断複写は著作権法上での例外を除き禁じられています。複写される場
合は，そのつど事前に，(社) 出版者著作権管理機構 (電話 03-5244-5088,
FAX 03-5244-5089, e-mail:info@jcopy.or.jp) の許諾を得てください。

電子版のご利用方法

巻末袋とじに記載された**シリアルナンバー**を下記手順にしたがい登録することで，本書の電子版を利用することができます。

❶ 日本医事新報社Webサイトより会員登録（無料）をお願いいたします。

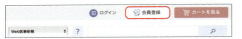

会員登録の手順は弊社Webサイトの
Web医事新報かんたん登録ガイドを
ご覧ください。
https://www.jmedj.co.jp/files/news/20191001_guide.pdf

（既に会員登録をしている方は❷にお進みください）

❷ ログインして「マイページ」に移動してください。

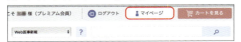

❸ 「未登録タイトル（SN登録）」をクリック。

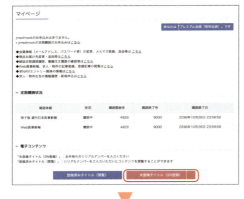

❹ 該当する書籍名を検索窓に入力し検索。

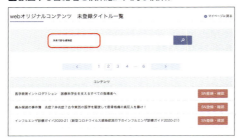

❺ 該当書籍名の右横にある「SN登録・確認」ボタンをクリック。

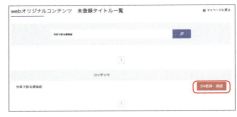

❻ 袋とじに記載されたシリアルナンバーを入力の上，送信。

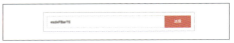

❼ 「閉じる」ボタンをクリック。

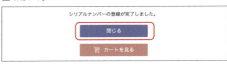

❽ 登録作業が完了し，❹の検索画面に戻ります。

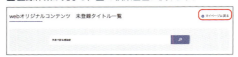

【該当書籍の閲覧画面への遷移方法】
① 上記画面右上の「マイページに戻る」をクリック
　➡❸の画面で「登録済みタイトル（閲覧）」を選択
　➡検索画面で書名検索➡該当書籍右横「閲覧する」
　ボタンをクリック
　または
② 「**書籍連動電子版一覧・検索**」＊ページに移動して，
　書名検索で該当書籍を検索➡書影下の
　「電子版を読む」ボタンをクリック
　https://www.jmedj.co.jp/premium/page6606/

＊「電子コンテンツ」Topページの「電子版付きの書籍を
　購入・利用される方はコチラ」からも遷移できます。

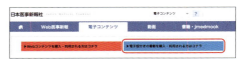